Dr Maurice SARTHOU

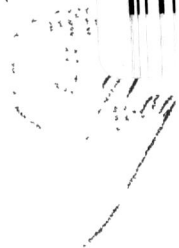

APPENDICITE

et

ÉPILEPSIE RÉFLEXE

(De la Pathogénie des Épilepsies)

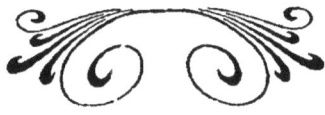

TOULOUSE

Ch. DIRION, LIBRAIRE-ÉDITEUR

22, rue de Metz et rue des Marchands, 33

—

1909

Dr Maurice SARTHOU

APPENDICITE

et

ÉPILEPSIE RÉFLEXE

(De la Pathogénie des Épilepsies)

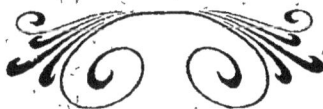

TOULOUSE
Ch. DIRION, Libraire-Éditeur
22, rue de Metz et rue des Marchands, 33
—
1909

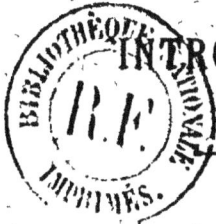

INTRODUCTION

Le point de départ de ce travail est une observation de M. Dieulafé relative à l'épilepsie réflexe liée à l'appendicite. Cette observation a déjà fait l'objet d'un rapport de M. P. Villemin à la Société de Chirurgie (janvier 1909). Il nous a paru intéressant de rechercher dans la littérature médicale les cas qui pouvaient être rangés à côté de celui de M. Dieulafé et d'étudier leurs raisons pathogéniques.

Notre étude clinique et notre documentation bibliographique nous ont entraîné à adopter la théorie de l'épilepsie toxi-infectieuse. Et nous avons ainsi été amené à étudier la pathogénie de toutes les formes de l'épilepsie.

Les livres classiques même les plus récents rangent sous la dénomination vague de névroses une foule d'affections mal connues au point de vue pathogénique, telles que l'hystérie, la migraine, la neurasthénie, l'épilepsie, pour ne citer que les plus fréquentes. Pour l'épilepsie en particulier, qui constituera le sujet de notre travail inaugural, il nous a paru intéressant de mettre en relief les diverses théories qui ont cherché à

expliquer son étiologie, d'insister surtout sur
les deux grandes variétés d'épilepsie reconnues
par la majorité des auteurs : *Epilepsie idiopathique* ou *essentielle* et *épilepsie symptomatique*
ou *réflexe*, de rappeler les efforts qui ont été
faits pour approfondir les causes de cette affection, d'opposer ces différentes théories et enfin
d'étudier principalement les arguments qui nous
font préférer la thèse de l'épilepsie syndrôme
liée à une infection ou à une intoxication quel-
conque de l'organisme à celle de l'épilepsie
essentielle recherchant sa cause dans la seule
hérédité.

Dans une première partie, nous ferons donc
l'historique de la question ; nous nous efforce-
rons de montrer comment la théorie microbienne, les expériences de laboratoire, les
résultats fournis par l'anatomie pathologique
ont poussé les cliniciens à rechercher dans
l'épilepsie une origine infectieuse et comment,
dans nombre de cas qualifiés de prime abord
d'épilepsie essentielle, la théorie infectieuse est
venue peu à peu se substituer à la théorie neuro-
héréditaire. Nous verrons d'ailleurs que tout
n'est pas à supprimer dans la notion de l'épilepsie essentielle, maladie héréditaire et que la
question de terrain, de prédisposition chez un
individu est d'une importance capitale.

Dans une deuxième partie, nous définirons
l'épilepsie réflexe en montrant les liens qui la

rattachent à l'infection, nous en étudierons les variétés : sa présence comme complication de la goutte, de l'artério-sclérose, des intoxications (alcoolisme, saturnisme), des infections (fièvres éruptives, syphilis), nous exposerons également les cas d'épilepsie réflexe dans les affections viscérales diverses (pleurésie, maladies de l'utérus, lésions du nez, des oreilles et surtout maladies de l'appareil gastro-intestinal).

Dans une troisième partie, nous étudierons l'épilepsie réflexe comme complication de l'appendicite, nous basant sur l'observation de M. Dieulafé. Nous étudierons la pathogénie, discuterons le diagnostic et le bénéfice que le malade peut retirer du traitement chirurgical dans ce cas particulier, insistant sur ce point que cette thérapeutique symptomatique peut seule donner un résultat satisfaisant, puisque seule elle supprime complètement la cause de l'épilepsie.

CHAPITRE PREMIER

Historique

Les anciens ont presque toujours considéré l'épilepsie comme une maladie héréditaire ; les expressions
qu'ils employaient pour désigner cette affection et que
nous retrouvons dans les écrits d'Hippocrate, d'Arétée, de Boerhaave nous prouvent qu'ils en font une maladie à modalité variée et d'ailleurs les dénominations
variées sous lesquelles ils la désignent telles que: *morbus herculeus, morbus sacer, mal comitial, mal luna-
tique, haut mal,* prouvent qu'ils sont peu fixés sur sa
cause et qu'ils ont à la fois le respect et la crainte de
cette affection.

Il faut arriver au commencement du xix° siècle pour
voir tomber peu à peu le voile qui enveloppait jusque
là l'épilepsie et les travaux de Tissot, Portal, Esquirol, essaient d'éclaircir son étiologie.

Le rôle de l'hérédité est mis en relief. C'est à ce
moment la seule cause connue. Néanmoins, certains
esprits tels que J. Frank, commencent à trouver
cette action de l'hérédité insuffisante ; ils ne se con-
tentent pas de cette explication et ils recherchent
d'autres causes plus évidentes ; l'idée de maladie oc-

casionnée par une infection se fait jour. J. Frank signale nettement les relations qui existent entre l'épilepsie et l'infection. Georget, dans le dictionnaire Médical de 1835, cite plusieurs cas d'épilepsie consécutifs à la petite vérole. En 1861, Holeston, médecin du Connecticut, et Dumas, de Montpellier signalent les relations de l'impaludisme et de l'épilepsie. En 1868, Cotard ; en 1870, Lieveking, et Etcheverria signalent l'influence des fièvres éruptives dans la genèse de l'épilepsie. Gowers cite des cas d'épilepsie consécutifs à la scarlatine. Dans des leçons restées célèbres, Fournier étudie l'influence de la syphilis, mais malgré tout ce ne sont là que des précurseurs ; l'idée qui domine nettement dans l'étiologie de l'épilepsie c'est l'hérédité.

Il faut arriver en 1884 pour voir P. Marie s'élever franchement contre cette conception et donner nettement à l'infection le rôle prépondérant. Jendrassik et Richardière se rallient à ces théories mais c'est surtout en 1887 que P. Marie défend sa manière de voir dans une étude approfondie sur « l'influence de l'infection dans la production de l'épilepsie ». Il exprime des doutes sur le rôle prépondérant que la majorité des auteurs accorde à l'hérédité névropathique, il prétend même que l'épilepsie idiopathique n'existe pas, qu'elle doit céder la place à l'épilepsie symptomatique. « La cause première, dit-il, est toujours extérieure au malade et postérieure à sa conception (sauf cependant s'il s'agit d'hérédo-syphilis). Cette cause, dans la grande majorité des cas n'est autre pour l'épilepsie dite idiopathique comme pour l'épilepsie symptomatique qu'une maladie générale, surtout fièvres éruptives, infections innominées, l'influence hérédo-névropathique joue un certain rôle comme cause prédisposante mais ce n'est qu'une cause prédisposante et si quelque maladie générale n'est pas venue porter ses coups, soit primitivement, soit secondairement sur les centres nerveux ou leurs annexes, ces héréditaires, ces dégénérés, ces cérébraux ne deviennent pas plus épileptiques qu'ils ne seront atteints de paralysie générale s'ils n'ont jamais eu la syphilis. »

La même année, Moutet de Lyon, reconnait que chez les enfants les fièvres éruptives telles que la rougeole, la scarlatine, la variole s'accompagnent souvent de convulsions.

Dans un article paru dans le *Progrès Médical* de 1888, Lemoine, de Lille, reprend la théorie de P. Marie ; il croit que l'épilepsie héréditaire est une rareté et qu'il n'existe que des épilepsies symptomatiques, des épilepsies provoquées, liées à des lésions organiques. En s'appuyant sur de nombreux exemples il essaie de démontrer que le développement de l'épilepsie reconnait toujours une cause d'ordre physique de nature extrêmement variable et que l'on peut atteindre dans certains cas directement par les agents thérapeutiques. En faisant disparaitre la cause on fait disparaitre les symptômes. *Sublata causa, tollitur effectus.* »

Veysset, en 1889 arrive encore à des conclu-

sions plus nettes. « L'épilepsie n'est qu'un symptôme, il n'y a pas d'épilepsie idiopathique essentielle,
il n'y a que des états convulsifs. » D'après lui et d'a-
près Berlureau les sphères motrices de l'encéphale
mises en état de receptivité par des circonstances pathologiques antérieures peuvent être à l'occasion de
toutes les maladies infectieuses envahies par des
agents infectieux, les agents déterminent de petits
foyers, des amas d'éléments embryonnaires généralement disposés autour des petits vaisseaux dans
les gaines péri-vasculaires et dans les espaces
lymphatiques, dans certains cas ils déterminent tout
d'abord une irritation intense donnant lieu à des convulsions que l'on observe au cours des maladies infectieuses ; dans d'autres cas ils parcourent plus len-
tement leur évolution; les cellules voisines réagissent,
il se forme une néoformation conjonctive, ce tissu
conjonctif devenu adulte passe à l'état fibreux et dé-
termine une rétraction cicatricielle qui donnera lieu à
l'épilepsie confirmée. Les choses se passent de même,
ainsi que le fait remarquer Lemoine, pour l'épilepsie
d'origine traumatique. Dans ce dernier cas, les crises
n'apparaissent que lorque la plaie est guérie et les
adhérences cicatricielles formées. On pourrait donc
peut-être dire que dans tous les cas où il y a nettement infection, le processus est le même ; l'épilepsie
est produite par une localisation des agents infectieux
sur les sphères motrices de l'encéphale ; les agents
infectieux peuvent être des éléments figurés, des produits solubles. On peut encore observer des cas d'épi-

lepsie toxigène due à l'action des leucomaïnes, véri-
fiés par la présence des microbes et les rapprocher de
ces cas de paralysie localisée signalés dans l'urémie
par de Heilly, Chantemesse et Raymond, il y a simi-
litude entre les accès d'épilepsie et d'urémie ; les
substances toxiques ont besoin de s'éliminer dans les
deux cas, l'hérédité n'intervient que comme cause
prédisposante. Pierre Marie devait reprendre en 1892
cette théorie dont Pierret, Mairet, Pitres sont également des partisans.

Voilà donc depuis un siècle environ une évolution
lente, mais régulière qui s'est faite dans la conception
de l'épilepsie. A côté de la théorie unique de l'épilepsie essentielle, idiopathique liée à l'hérédité s'est pla-
cée la théorie de l'épilepsie essentielle liée à l'infection, et à cette forme générale de l'épilepsie idiopathique tend à se substituer la notion unique de l'épilepsie symptomatique ou réflexe. Mais avant d'étudier en
détail l'épilepsie réflexe, il est nécessaire de ne nous
occuper que de l'épilepsie essentielle, de suivre son
évolution, de discuter ses causes.

Selon Boerhaave, la prédisposition passe des aïeux
aux petits enfants, Moreau, Herpin, admettent l'hérédité. Plus tard, Foville et Voisin se déclarent les partisans déclarés de l'hérédité. Plusieurs observateurs
cependant depuis longtemps mettaient en doute cette
influence : Louis Doussin, Dubreuil, Lullier, Val-
leix regardent son action comme douteuse. Les statistiques de Maisonneuve devaient apporter quelques
éclaircissements.

Sur 87 observations voici les résultats qu'il rapporte :

Cas dans lesquels on n'a pas constaté d'hérédité.	62
Cas d'hérédité immédiate...................	2
Cas d'hérédité immédiate (aïeul)............	1
Cas d'hérédité immédiate (oncle)...........	1
Cas d'hérédité collatérale (sœur)...........	1
Cas où l'interrogatoire n'a rien fourni.......	19
	86

Une autre statistique de Veyssel porte sur 18 cas.

Dans 10 cas, il a retrouvé des états infectieux antérieurs aux premières manifestations convulsives.

Dans 8 cas, pas de renseignements précis.

Legrand du Saulle ne fait intervenir l'hérédité que dans un douzième des cas.

Sans doute, l'expérience de Brown Séquard paraît appuyer les théories des partisans de l'hérédité. Par cette expérience Brown Séquard arriva à produire l'épilepsie chez des cobayes en leur frappant violemment la tête, ceux-ci continuèrent à vivre, leurs descendants sont épileptiques. A ces résultats on peut répondre que « c'est la condition matérielle du phénomène qui est reproduite et non la prédisposition, à force de détruire un organe chez un animal on parvient exceptionnellement à former des produits ressemblants à leurs ascendants, on rend ainsi permanents les caractères que l'on a intérêt à obtenir « (Garimond). On ne peut cependant nier complètement l'influence de l'hérédité. Charcot, Déjerine, ont décrit d'une façon très précise cette influence mais on doit la reléguer au second plan et laisser la première place, le *primum movens* à l'infection.

Théorie Infectieuse

Il nous faut donc développer les arguments qui donnent à la théorie infectieuse toute l'importance qu'elle a acquise, opposer à la théorie héréditaire de Féré et de l'école italienne pour qui l'épilepsie est le symptôme d'une malformation dégénérative toujours la même (l'apparition de l'épilepsie étant provoquée par des causes variées mais qui sont toujours banales) et pour qui l'hérédité est tout, la théorie de Marie et Lemoine, étudier les probabilités en faveur de cette dernière et conclure.

Quels sont donc les principaux arguments en faveur de la théorie infectieuse de l'épilepsie ?

En dehors du manque d'hérédité constaté chez beaucoup d'épileptiques, mais sur lequel il est néanmoins très difficile de baser une argumentation sérieuse, les principales raisons que nous passerons en revue sont :

1° La fréquence des convulsions de l'enfance chez maints épileptiques, convulsions qui constituent la première manifestation du mal comitial et qui éclatent presque toujours sous l'influence d'une infection;

2° La présence de maladies infectieuses notées à l'origine de nombreux cas d'épilepsie ;

3° La possibilité de reproduire expérimentalement l'épilepsie par les toxines microbiennes ;

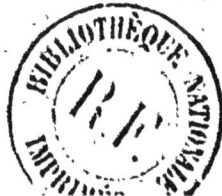

2

4° Les lésions trouvées dans le cerveau presque toujours infectieuses ;

5° Les nombreux cas d'épilepsie consécutifs à une auto ou hétéro-intoxication de l'organisme.

6° Les données fournies par l'analyse des sécrétions ou du sang des malades.

Mais nous ferons néanmoins preuve d'éclectisme et nous conserverons la notion si précieuse de la prédisposition qui est capitale pour comprendre qu'une infection ou une intoxication sont susceptibles chez un individu de produire des crises d'épilepsie alors que tel autre en sera indemne.

1° D'après P. Marie, si on cherche dans les antécédents d'un épileptique on trouve toujours soit dans la première, soit dans la deuxième enfance, soit dans l'adolescence l'existence de convulsions. Ces convulsions sont produites par une irritation de la zone cortico motrice, provoquée elle-même soit par une infection, soit par une intoxication. Dans l'hémiplégie spasmodique infantile ces convulsions sont de nature infectieuse car l'infection se traduit par une cicatrice dans le cerveau, par une sclérose, une porencéphalie, par un processus atrophique de sclérose atrophiante et dégénérative. Sans doute il serait exagéré de dire que toutes les convulsions de l'enfance annoncent fatalement l'épilepsie, mais leur existence est cependant très fréquente (Voisin, et devant ces manifestations nerveuses du bas-âge, le pronostic restera d'autant plus réservé pour l'avenir que les antécédents héréditaires du sujet seront plus chargés.

Lemoine est également partisan de cette théorie et pour lui presque constamment on retrouve chez l'épileptique des convulsions de la première enfance ; elles seraient symptomatiques d'une infection ou à la rigueur d'une intoxication qui, laissant un reliquat cérébral susciterait ultérieurement, après un laps de temps variable, de nouvelles convulsions constituant l'épilepsie.

Le fait de trouver des convulsions dans les antécédents d'un épileptique n'est pas un argument de très grande valeur en faveur de la théorie infectieuse de l'épilepsie; néanmoins, c'est un facteur qui a son importance, les pédiatres actuels (Comby, Grancher, Marfan) étant d'accord sur la nature infectieuse des convulsions de l'enfance. Il nous faudrait pour que notre argument ait plus de valeur que nos constatations se basent sur un grand nombre d'observations, sur des statistiques abondantes ; c'est là un appoint que nous n'avons pu nous procurer, néanmoins nous pensons que la présence de convulsions dans l'enfance, et plus tard l'apparition de l'épilepsie sont deux faits qui ont entre eux des relations très étroites, et que le second est la conséquence du premier.

2° L'existance de maladies infectieuses notées à l'origine de nombreux cas d'épilepsie constituera pour nous un argument plus important en faveur de la théorie infectieuse. Mais néanmoins nous nous rappellerons que la notion de prédisposition du terrain spasmophile dont parle Pierret est capitale. On ne peut guère la comparer qu'à l'alcoolisme ; tel individu peut boire des quantités considérables de liquide sans jamais présenter de délire, d'autres, au contraire, présentent du trouble mental et de l'ivresse après avoir absorbé une très minime quantité, il y a donc prédisposition de l'individu. Il en est de même pour l'épilepsie, il y a prédisposition héréditaire due au poison qui infecte l'organisme, c'est-à-dire les produits solubles ou insolubles secrétés, constitués par l'infection.

Hippocrate le premier signala l'influence du paludisme dans la genèse de l'épilepsie.

Dumas (de Montpellier) pensait que l'épilepsie pouvait remplacer la fièvre paludéenne, alterner avec elle et il appliquait le traitement par la quinine.

Frank (1824) établit les relations entre l'épilepsie et l'infection.

Georget, Esquirol, Delasiauve, insistent sur les rapports existant entre les convulsions et l'infection.

Etcheverria (1870), Gowers (1881), Féré (1882), Trousseau incriminent les fièvres éruptives et en particulier la scarlatine.

Maire (thèse de Montpellier, 1902), cite de nombreuses observations d'épilepsie consécutive à la fièvre typhoïde.

Rotureau signale l'influence du rhumatisme sur l'épilepsie et l'amélioration très sensible que le malade retire d'un traitement à Lamalou.

Les deux grandes maladies infectieuses qui ont été

surtout notées comme cause d'épilepsie sont la tuberculose et la syphilis.

La Tuberculose. — Pour Grasset la bacillose est
une cause fréquente d'épilepsie.

Sur 95 épileptiques, Voisin en a trouvé 12 à antécédents tuberculeux.

Kempster (Philadelphie, 1880), affirme avoir vu
souvent dans des familles tuberculeuses l'épilepsie
apparaître et il considère la tuberculose comme la
source de l'épilepsie.

c) L'augmentation de l'acide urique pendant les
1880), et Fournier (*Annales de Dermatologie et syphi-
ligraphie,* 1880), pour Grasset l'influence de la syphi-

La Syphilis. — Pour Echeverria (*Mental Science,*
le rôle de la syphilis est incontestable. Nous ne distin-
guerons pas la syphilis secondaire sans lésions céré-
brales et la syphilis tertiaire ou héréditaire tardive
avec lésions matérielles, nous constaterons simplement que l'épilepsie est très fréquente dans la syphilis
qui est pourtant une maladie d'origine microbienne,
que l'une est consécutive à l'autre et que ses crises
disparaissent à la suite du traitement mercuriel ; cette
épilepsie syphilitique secondaire est bien de l'épilepsie avec sa curabilité en plus (Grasset).

Chez les enfants il est fréquent d'observer des crises d'épilepsie liées à une infection.

Nous devons à l'obligeance du docteur Bibent deux
observations d'épilepsie consécutive à une angine à
streptocoque.

Enfin, au cours de la grossesse, il est fréquent d'observer des accidents convulsifs, de véritables attaques d'épilepsie : ces accidents sont provoqués par l'infection. De toutes les théories invoquées, théorie nerveuse (Mauriceau), théorie rénale (Simpson), théor... de l'urémie ; théorie de l'ammonurie (Treitz), la plus probable est celle de l'infection, de l'auto-intoxication.

Bouffe de Saint-Blaise et l'école de Pinard ont montré que la grossesse provoque des troubles profonds de la nutrition, modifie les sécrétions, crée de nouveaux poisons ou empêche ceux existants de s'éliminer (Kieffer, Charrin).

Nous trouvons deux sortes d'éclampsie : l'éclampsie pouvant être d'origine infectieuse et l'éclampsie due à une auto-intoxication, due à l'intoxication gravidique. Cette origine infectieuse ou toxique de l'éclampsie paraît confirmée par plusieurs faits.

a) D'après les recherches de Vires, chez l'éclamptique l'urine est hypotoxique, comme dans l'épilepsie essentielle.

b) Le sérum sanguin est hypertoxique (Rumpo, Tarnier et Chambrelent). Le sérum tue à la dose de 3 à 6 c3 par kilog. du poid du corps de l'animal, tandis que le sérum sanguin tue à la dose de 12 à 14 c3.

c) L'augmentation de l'acide urique pendant les crises a été constatée par Ludwig, Massens. Virchow, Jürgens, Filliet constatent au point de vue anatomique des lésions du foie, des cellules hépatiques, des foyers hémorragiques disséminés dans le foie, les reins, le cerveau. Toutes ces constatations prouvent donc que l'éclampsie est le résultat d'une auto-intoxication. Mais l'éclampsie et l'épilepsie ne sont-elles pas une seule et même chose? Il ne nous appartient pas de nous prononcer, mais ce que nous savons c'est que l'éclampsie si elle ne se confond pas avec l'épilepsie, prépare le terrain à cette dernière, et l'on voit fréquemment des femmes ayant présenté des crises d'éclampsie d'origine nettement infectieuse faire consécutivement de l'épilepsie. » Dans une série de faits les convulsions des éclamptiques sont dûes à la production dans le cerveau de véritables lésions organiques probablement d'origine vasculaire ; chez ces malades les convulsions ont souvent un début nettement localisé à une des extrémités et s'accompagnent de phénomènes paralytiques plus ou moins accentués au niveau de cette même extrémité ; c'est dans ce cas que survient consécutivement l'épilepsie, soit purement transitoire, soit permanente ; donc le mal comitial se montre à l'occasion d'une maladie infectieuse ayant produit une altération plus ou moins prononcée des centres encéphaliques » (P. Marie).

3° La possibilité de reproduire expérimentalement l'épilepsie par injection d'une toxine microbienne est encore un argument en faveur de la nature infectieuse de l'épilepsie.

Charrin injecte à des cobayes femelles en gestation des cultures de streptocoque ou de bacille d'Eberth ; la réaction est une infection banale laissant intact le

système nerveux. Mais les cobayes issus de ces femelles présentent une prédisposition remarquable aux
convulsions et cela s'explique par la localisation des
toxines sur leur système nerveux. Si on pratique l'autopsie de ces cobayes issus de femelles infectées on
trouve que leurs centres nerveux sont le siège de petites hémorragies cause probable de leur excitation.

Ce fait de pouvoir ainsi provoquer l'épilepsie par
infection nous montre nettement l'influence des toxines sur la genèse des crises d'épilepsie.

4° Il est intéressant de connaître les lésions que
l'on trouve le plus fréquemment en faisant l'autopsie
d'épileptiques. Ces lésions sont en grande partie des
lésions infectieuses.

Au point de vue anatomo-pathologique (Marchand)
la lésion la plus commune est l'adhérence plus ou
moins diffuse des méninges molles au cortex, chez
quelques sujets on trouve un accolement intime de la
pie mère à la couche névroglique qui borde normale-
ment le cortex. Chez les épileptiques à intelligence à
peu près normale, qui sont d'ailleurs en nombre très
restreint, la lésion est une sclérose névroglique localisée sous les adhérences méningées. Chaslin a également rencontré et décrit cette sclérose sous-méningée;
cette sclérose présente quelques caractères particu-
liers; toujours localisée à la partie la plus superficielle
des circonvolutions elle est d'autant plus accentuée
que les méninges sont plus épaisses. Dans un assez
grand nombre de cas on peut noter la présence d'amas
de noyaux inflammatoires.

Chez les épileptiques idiopathiques on trouve une sclérose localisée d'une façon diffuse à la partie du cortex sous jacente aux méninges ; d'où rareté des troubles moteurs permanents qui nécessiteraient une lésion plus profonde altérant ou détruisant les cellules pyramidales des régions motrices. Comment expliquer ces lésions méningo-corticales ?

On sait combien les convulsions accompagnées de fièvre sont fréquentes dans les antécédents des épileptiques ; chez certains malades l'épilepsie a fait suite à des crises convulsives ; chez d'autres, l'épilepsie n'est survenue que plusieurs mois ou plusieurs années après. Il est donc difficile de douter des rapports qui existent entre l'épilepsie et la maladie infectieuse qui a provoqué les convulsions.

Souvent aussi on trouve des lésions de méningite chronique, et ces méningites ont probablement été la cause des attaques de mal comitial : ces méningites, à évolution insidieuse se sont développées elle-mêmes sous l'influence d'une infection, ou d'une auto-intoxication.

Morgagni, Voisin, Bourneville, Brissaud (dans trois examens) constatent que les lésions trouvées à l'autopsie d'un épileptique ont beaucoup d'analogie avec celles de la paralysie générale qui est bien une maladie d'origine infectieuse, presque toujours liée à la syphilis.

A. Claus et Van der Sricht ont fait quantité d'autopsies de malades morts d'épilepsie et dans nombre de cas les lésions étaient surtout inflammatoires (alté-

ration des vaisseaux, infiltration des globules blancs).
Il faut retenir de ces résultats d'autopsie que fréquemment on trouve des lésions de sclérose paraissant liées
à une infection, néanmoins on ne peut affirmer que les
lésions trouvées sont toujours infectieuses, car ces lésions peuvent être liées à une autre cause, à une autre maladie greffée sur l'épilepsie, ou du moins coexis-
tante.

5° L'épilepsie enfin est souvent liée à une auto ou
hétéro intoxication, auto-intoxication, quand elle est
due à des ptomaïnes secrétées dans l'organisme même
de l'individu, hétéro-intoxication quand elles tirent
leur origine d'agents extérieurs.

J. Voisin, Sérieux, Marinesco, Haig, Agostini ont
insisté sur les cas d'épilepsie liés à une auto ou hétéro-
intoxication.

Ch. Richet est arrivé à produire des épilepsie toxiques en injectant des poisons convulsivants et voici en
quels termes il décrit les résultats obtenus. « Tous les
muscles se contractent avec force et suivant une modalité qui paraît tout à fait générale ; c'est d'abord
une contraction tonique de quelques secondes, puis à
cette convulsion tonique succède la période des se-
cousses cloniques, puis survient une période de relâ-
chement à laquelle succèdent de nouveau les périodes
toniques jusqu'à mort ou guérison de l'animal ». Cette
description nous montre donc bien les processus et le
rôle des poisons dans les convulsions.

Nous citerons d'ailleurs nombre de cas où l'épilepsie est provoquée par une intoxication.

(a) *Auto-intoxication*. — Parmi les auto-intoxications susceptibles de produire des crises d'épilepsie nous signalerons :

Le Diabète sucré (Lépine et Blanc), c'est là, en effet, une maladie par ralentissement de la nutrition, il se produit chez les diabétiques des troubles profonds, des échanges et consécutivement production de principes toxiques qui s'accumulent dans l'organisme (acétone, en particulier).

La goutte (Van Swieten, Garrod, Linch, Legrand du Saulle), est souvent la cause de l'épilepsie.

Le Surmenage (Salomon (*Deut. med. Wochenschrift.* 1881), peut donner également lieu à des crises d'épilepsie. Ces cas ne peuvent s'expliquer que par la théorie de l'auto-intoxication. Car d'où provient le surmenage ? Quels en sont les principaux facteurs ? L'épuisement nerveux, les troubles de la circulation, la production dans l'organisme d'une véritable auto-intoxication due aux déchets de la désassimilation musculaire ; l'organisme fatigué fabrique des poisons en énorme quantité, poisons qui ne pourront pas s'éliminer par les émonctoires naturels et qui sont excessivement nocifs. Ces poisons agiront sur le neurone cortical qui réagira à sa manière par des phénomènes convulsifs épileptiques.

Le Mal de Bright est susceptible lui aussi de provoquer des crises d'épilepsie.

Les lésions de l'appareil gastro-intestinal, sont des agents des crises d'épilepsie.

Chez les femmes la *rétention des menstrues*, occasionne souvent les troubles nerveux. Ne faut-il pas voir dans ce fait la rétention de principes toxiques provoquant un excitation du système nerveux ? (Claude Bernard).

Cette théorie nous paraît des plus probables : la rétention des menstrues provoquant une véritable intoxication de l'organisme féminin.

L'Arthritisme (Charcot) a été signalé comme cause d'épilepsie. Teissier (*Lyon Médical* 1885) relate l'observation de 5 malades, qui, sans autres antécédents que le rhumatisme ou la goutte ont présenté à différentes reprises des crises d'épilepsie.

(b) *Hétéro-intoxication.* — Parmi les intoxications les plus capables de provoquer des troubles nerveux, nous trouvons :

Le Plomb. — Le plomb produit incontestablement l'épilepsie (Martin, Solon), Grisolle, Niveri, Tanquerel des Planches, ont rapporté un grand nombre de cas concluants, Bernard de Montessu rapporte 58 observations d'épilepsie saturnine, épilepsie se transmettant par hérédité.

D'après les recherches de Jaccoud, le mercure et l'arsenic n'auraient qu'une faible influence épileptogène.

L'Ergot de seigle administré en trop grande quantité peut également donner des attaques de mal comitial (Siemens *Arch. f. Psych. u Nerwen Kr. t.* xi) a décrit ainsi plusieurs cas de personnes empoisonnées par l'ergotine qui présentèrent de l'épilepsie.

L'Alcool. — D'après Legrand du Saulle « l'attaque d'épilepsie alcoolique ne diffère pas sensiblement de l'attaque d'épilepsie idiopathique ou n'en diffère pas du tout. Cette variété s'observe chez les alcooliques qui ont exagéré leur dose habituelle de poison, elle peut aussi éclater dans le cours de l'alcoolisme aigu » (Piron). L'alcool joue donc un rôle incontestable tant au point de vue direct qu'au point de vue héréditaire. Maisonneuve cite un cas de récidive déterminée par l'ivrognerie après une suspension de plusieurs années.

Delasiauve rapporte nombre d'observations dans le même genre, Piron, Magnus, Huss, Burlureaux se rangent à cet avis.

Le Tabagisme peut lui aussi donner naissance à des phénomènes d'épilepsie.

L'Absinthe est également un poison épileptogène (Marcé, Magnan, Legrand du Saulle).

Nous signalerons enfin pour mémoire, un cas très curieux d'épilepsie liée a une intoxication, cité par Planat (médecin a l'asile de Saint-Pons, 1881), c'est celle d'un homme de 57 ans, épileptique depuis quelques mois qui avait été mordu par un chat épileptique quelques temps avant le premier accès, il ne tarda pas à succomber. S'agissait-t-il bien d'épilepsie, ou de rage à forme larvée ?

6° Ce sont surtout les arguments expérimentaux qui plaident en faveur de la thèse de l'épilepsie, maladie liée à une infection ou à une intoxication de l'organisme. C'est surtout dans ces dernières années que ces études ont pris un développement considérable, néanmoins les résultats fournis sont des plus favorables à la théorie de l'infection ou de l'intoxication.

Le sang des épileptiques vulgaires a les mêmes qualités que le sang des infectés par infection microbienne.

Etude du Sang des épileptiques

La densité du sang augmente après le début de l'attaque. J. Voisin trouve que le sang des épileptiques a une coloration noirâtre, un aspect poisseux, il se coagule au lieu de s'écouler.

Mairet et Vires ayant examiné du sang constatent que le sang des épileptiques est légèrement hypotoxique quand au sérum, il est hypertoxique si on examine le caillot, le sang présente donc une hypotoxité constante et des propriétés convulsivantes. La chaleur amène une coagulation plus précoce, plus rapide qui se produit toujours à une température inférieure à celle que nécessite la coagulation du sérum normal. De plus dans le sang des épileptiques ils ont trouvé une richesse considérable en ferment fibrinogène.

Chez les éclamptiques, Combemale et Bué ont trouvé des staphylocoques.

Paulet (*France Médicale*, 1867) émet l'opinion que la cause de l'épilepsie est une altération spéciale du sang, caractérisée par la présence insolite d'une certaine proportion de carbonate d'ammoniaque Chiaruthini (*Reforma Medica*, 1893) a trouvé dans le sang pendant les accès convulsifs des alcaloïdes qui produisent des troubles respiratoires, de la tachycardie, de la polyurie et souvent la mort survient au milieu des convulsions.

Suc gastrique. — Agostini faisant des expériences avec le suc gastrique des épileptiques a constaté que ce suc avait une action toxique considérable.

Urines. — Voisin et Péron (*Archives de Neurologie* 1895) étudiant les urines d'épileptiques concluent qu'il y a hypertoxité avant et pendant les accès et hypotoxité après ces manifestations ; ceci prouve quil y a rétention de poisons dans l'organisme. A ce sujet il est intéressant de voir que les résultats déjà anciens obtenus par Voisin et ceux plus près de nous, obtenus par Mairet et Vires, concordent. Voici d'ailleurs les résultats de Voisin.

1° L'urine provenant des 24 heures suivant l'attaque a un volume généralement plus considérable ;

2° L'urée est augmentée notablement ;

3° Les phosphates sont en excès ;

4° Les peptones existent presque constamment dans cette urine, de plus on note la présence d'un corps indéterminé à odeur d'ammoniaque et de musc, soluble dans l'eau et qui est très toxique pour les animaux.

Les résultats obtenus par Mairet et Vires concordent.

Troubles gastriques. — Jules Voisin a surtout insisté sur la concordance qui existe entre les troubles gastriques et les crises d'épilepsie. Il a montré que les

troubles de l'appareil digestif ne manquent jamais,
ils coexistent avec les accès et disparaissent en même
temps, cette coexistance semble prouver que ces phénomènes sont intimement liés et qu'ils sont bien la
conséquence les uns des autres.

L'apparition de ces troubles peut être considérée
comme la première manifestation extérieure de l'empoisonnement. Le produit toxique s'accumule, la
quantité absorbée augmente ; lorsque la dose est suffisante, que l'irritation progressive par le poison des
centres nerveux est arrivée au degré voulu pour dé-
terminer des réactions du système nerveux, les accès
apparaissent. Tant que durent ces symptômes, c'est
que l'empoisonnement continue, puis tout rentre dans
l'ordre.

Sueur. — D'après les études faites sur la sueur des
épileptiques, d'après les travaux de Mairet et Ardin
Delteil la sueur des épileptiques, examinée entre les
accès n'est pas toxique ; au contraire la sueur recueil-
lie au moment de l'attaque ou immédiatement après
celle-ci, possède des propriétés toxiques faibles, mais
très nettes et elle redevient normale à mesure que
l'époque de l'accès s'éloigne.

Il semblerait donc d'après toutes ces données fournies par l'expérimentation, qu'il y a dans l'organisme
des poisons indéterminés, multiples ; ces poisons
prendraient naissance dans les échanges physiologiques et agiraient sur les cellules motrices, ou bien les
cellules nerveuses sont elles susceptibles de fabriquer
des poisons, des cyto-toxines ? Ces poisons irritent la

cellule nerveuse corticale : celle-ci, malade, ou du du moins en état de moindre résistance résiste, se défend et manifeste cette résistance par une crise.

Nous voyons que la conception de l'épilepsie, maladie d'origine infectieuse ou d'origine toxique, s'appuie sur des résultats considérables fournis soit par la clinique, soit par l'expérimentation.

La notion de l'hérédité dont les auteurs se sont contentés longtemps pour expliquer l'étiologie de l'épilepsie est tout à fait insuffisante pour nous donner une explication rationnelle, une explication qui satisfasse notre esprit. Sans doute, nous n'adopterons pas point par point la manière de voir de P. Marie et de son école qui se refuse à reconnaître le rôle de l'hérédité, nous conserverons avec soin la notion de prédisposition nerveuse, la notion du terrain spasmodique, et cela est logique ; (cette question de terrain ne nous est-elle pas précieuse pour expliquer une foule de maladies générales, et en particulier la tuberculose ?). Donc dans l'étiologie de l'épilepsie nous rechercherons d'abord avec un soin méticuleux les antécédents de notre malade, mais nous ne nous contenterons pas de ces antécédents si nous en trouvons même de très précis ; nous rechercherons d'autres causes, nous tâcherons de découvrir des traces d'infection ou d'intoxication qui nous expliqueront la cause de son épilepsie ; à la cause prédisposante nous tâcherons d'ajouter la cause efficiente et nous posséderons ainsi tous les éléments de notre diagnostic.

Quoiqu'il en soit nous devons reconnaître que la

théorie de l'épilepsie maladie d'origine infectieuse ou toxique s'appuie sur des données sérieuses et nombreuses, que les résultats obtenus par le traitement direct de l'infection ou de l'intoxication causale sont faits pour nous encourager à chercher toujours une cause de l'épilepsie et ne pas se contenter de savoir que tel malade a eu tel père ou telle mère alcooliques comme on a trop souvent tendance à le faire.

Du jour où l'on aura pris l'habitude de rapprocher les causes et les effets on pourra essayer des thérapeutiques, qui paraissent bizarres au premier abord et qui néanmoins donnent des résultats que n'aura pas donné le bromure. C'est surtout dans les épilepsies réflexes qu'il sera nécessaire d'examiner à fond son malade si l'on veut pouvoir appliquer un traitement médical ou chirurgical efficace.

Nous allons donc voir ce qu'on entend par épilepsie réflexe, comment elle se rattache à l'épilepsie idiopathique et se trouve toujours liée à une irritation d'origine infectieuse ou toxique.

CHAPITRE II

Épilepsies réflexes

En dehors de l'épilepsie essentielle ou idiopathique provenant d'une infection ou d'une auto ou hétéro-intoxication il existe d'autres formes de mal comitial, dénommées épilepsie symptomatique ou réflexe. La thèse de P. Marie ainsi que celle de Veysset qui prétend qu'il n'existe que des épilepsies symptomatiques, que l'épilepsie essentielle n'existe pas, nous paraît excessive, mais il est évident que le cadre des épilepsies réflexes va en s'agrandissant chaque jour.

Qu'entend-on par épilepsie symptomatique ou réflexe et qu'est-ce qui la distingue de l'épilepsie essentielle ?

L'épilepsie réflexe est une forme d'épilepsie provoquée par une irritation des nerfs périphériques ou viscéraux, irritation soit d'origine traumatique soit d'origine pathologique. Le point essentiel qui distingue ces deux épilepsies, c'est que dans les cas d'épilepsie réflexe nous trouvons une lésion, une irritation causale, localisée, qui nous permet de suivre l'enchaînement des faits, d'expliquer les crises comitiales,

chose que nous n'avons pu trouver dans l'épilepsie essentielle.

Naturellement nous conservons dans l'étiologie de
ces formes particulières de mal comitial la notion de
l'irritabilité nerveuse (Hallager) de la prédisposition
héréditaire de la cellule sans laquelle nous ne pouvons
comprendre pourquoi telle irritation périphérique dé-
terminera chez un individu des crises d'épilepsie alors
que d'autres malades en seront exempts. Ici, comme
pour l'épilepsie essentielle la présence du terrain spasmophile (Pierret) est indispensable. Cette notion
d'épilepsie réflexe date des célèbres expériences de
Brown Séquard. En coupant, en irritant les sciatiques
des cochons d'Inde, Brown Séquard déterminait au
bout d'un certain nombre de jours l'apparition de
l'épilepsie ; dans 2 cas au bout de 3 jours ; le plus souvent au bout de 20 à 22 jours. Les animaux devenus
ainsi épileptiques sont pris assez fréquemment d'attaques spontanées et on peut provoquer ces attaques en
excitant une certaine région de la peau (zone épileptogène) qui est située vers l'angle de la mâchoire inférieure et s'étend vers l'œil et du côté du cou ; elle siège
toujours du même côté que le nerf sciatique coupé ;
elle est moins garnie de poils que la région du côté
opposé, on y observe souvent une éruption eczéma-
teuse ; la sensibilité y est moindre que dans le reste
du corps. Pour produire les effets convulsifs il suffit
de la toucher ou de souffler sur elle. Chez l'homme on
ne constate que rarement l'existence d'une zone épileptogène. Brown Séquard a cependant réuni une

trentaine de cas dans lesquels l'irritation d'une partie de la peau déterminait une attaque d'épilepsie. Voisin relate le cas d'un malade chez lequel une simple pression sur l'angle inférieur du maxillaire droit déterminait des convulsions dans les muscles du cou, de la face du même côté ; l'état du malade empirait depuis six mois et il était évident que la névralgie du maxillaire inférieur menait cet individu à l'épilepsie confirmée.

Gowers (1881) cite le cas d'un homme sujet à ces accès depuis une chute sur la tête qu'il avait faite onze ans auparavant ; on les provoquait à volonté en touchant la peau du bord inférieur de l'omoplate gauche. Caron (1802) cite l'observation d'un malade chez qui l'épilepsie était consécutive à une tumeur du pouce qui fut guérie par extirpation. Lallemand (Montpellier, 1854), Jackson (1863), Mills (1889), relatent des faits analogues. Magnan cite un malade devenu épileptique à la suite d'un coup de pied de cheval sur le talon gauche ; l'ablation de la cicatrice douloureuse pratiquée par Trélat fit disparaître les accès. On pourrait citer ainsi un grand nombre d'observations d'épilepsie réflexe provoquée par différentes lésions.

Nous étudierons les plus fréquentes, celles qu'on rencontre le plus souvent chez des sujets présentant un éréthisme nerveux considérable, les affections le plus susceptibles de s'accompagner d'épilepsie ; nous étudierons ainsi successivement : les épilepsies réflexes d'origine nasale, auriculaire, celles liées à des lésions génitales, gastriques ou gastro-intestinales,

nous réservant d'insister à part sur des épilepsie liées
à des lésions appendiculaires (fait excessivement rare).

Epilepsie réflexe d'origine nasale

Les rapports des fosses nasales avec les affections
épileptiformes sont connus depuis longtemps. Les Anciens ; Platon (Le Banquet), Aristote, Pline l'Ancien,
Arétée signalent des faits « d'épilepsie levis » provoquée par des odeurs. Grumprecht (1717) essaya de formuler une théorie pathogénique en rattachant à l'action du trijumeau ces symptômes nerveux.

Au dix-neuvième siècle la question des accidents réflexes d'origine nasale est l'objet d'études plus préci-
ses. Portal en 1804, J.-P. Frank, Deschamps, Bour-
don, Piorry insistent sur les complications nerveuses
des affections nasales. Fraenkel en 1871 insistait sur
ce fait, disant même qu'il n'existait que des épilepsies
réflexes. Hack (1881-83) fit des études complètes sur
les réflexes d'origine nasale et enfin les expériences
de Mackenzie (1883) et de F. Frank firent faire un pas
décisif à la question.

Les affections nasales sont donc susceptibles de
donner naissance à des accidents réflexes. Le nez a,
en effet, un double rôle : une action olfactive et une action respiratoire; pour subvenir à ce double travail la
muqueuse nasale est parcourue par des ramifications
nerveuses très nombreuses et il suffira d'une excitation
pour provoquer une réaction des centres nerveux su-
périeurs et ainsi la crise d'épilepsie plus ou moins ca-

ractérisée. Ce qui nous frappe cependant c'est le peu
de cas d'épilepsie constatés dans lls affections nasales.
Meyerson, Schaffer, arrivent à une proportion de un
dixième, c'est que, en plus de l'action irritative locale
qui n'est que la cause occasionnelle déterminante, il
faut que le malade soit apte à réagir, que ce soit un
prédisposé ; ici donc comme pour les épilepsies réflexes sans exception l'hérédité nerveuse est un facteur
très important.

L'épilepsie réflexe, comme nous allons le voir, est
comme l'épilepsie essentielle causée par une infection
ou une intoxication, qui au lieu d'être disséminée, est
localisée, nettement déterminée, de plus la relation de
cause à effet est beaucop plus évidente dans l'épilepsie
réflexe.

Et, en effet, dans l'épilepsie nasale, ce sont des lésions localisées du nez qui déterminent des troubles
nerveux. Parmi ces affections nasales les plus fréquentes sont : les rhinites hypertrophiques (Lowe) et atro-
phiques (Frenkel, Hopman), le catarrhe chronique
(de Villis) les polypes (Sarronat), les végétations adé-
noïdes (Watson, Roaldès), l'asphyxie comme cause
occasionnelle signalée par Kjellmann, les corps étrangers.

Plusieurs de ces causes jouent le rôle d'excitant mécanique, tant en se déplaçant comme les polypes et les
végétations qui peuvent être fixés par un pédicule
plus ou moins long, plus ou moins mobile que par les
odeurs, les poussières.

La démonstration de la cause n'est pas aussi simple ; il faut d'abord se rappeler la constitution de la muqueuse nasale. Isch Wall en 1887 la décrit ainsi : « Le tissu érectile proprement dit, par sa structure et ses fibres lisses est évident sur le cornet moyen ; il forme une couche épaisse sur le bord libre et va en s'amincissant vers l'insertion de ce cornet, mais il reste plus abondant sur la face supérieure que sur la face inférieure ; ce tissu est composé de très vastes lacunes irrégulières et communicantes dans la couche profonde de la muqueuse au voisinage de l'os et de lacunes beaucoup plus petites avec des anneaux musculaires. Sur le cornet supérieur nous avons trouvé une disposition absolument semblable du tissu érectile. »

Les discussions ont précisément lieu au sujet de ce tissu érectile. Pour Hack (1881-83), le premier effet de l'excitation serait de produire de la congestion des appareils érectiles, et secondairement, ces cornets, ainsi tuméfiés, agiraient sur les terminaisons nerveuses, sans doute d'une façon mécanique, pour provoquer des accidents nerveux ; de plus, la situation postérieure de ces appareils érectiles explique leur facile congestion dans le décubitus dorsal et ainsi la fréquence des accès nocturnes.

Cette théorie fut très favorablement accueillie car, d'après elle, l'ablation de ce tissu érectile devait guérir toutes les crises ; il n'en fut rien, à cette théorie, pourtant si brillante en 1881 devait succéder la théorie inflammatoire soutenue par Schmotz et Fraenkel ; l'inflammation, d'origine infectieuse, finit par envahir les fibres nerveuses de la muqueuse, d'où production de

crises d'épilepsie chez les sujets prédisposés. Ce sont
là deux théories soutenables et qui présentent l'une et
l'autre des points intéressants. Existe-t-il d'ailleurs
soit dans le cornet inférieur, soit dans le cornet moyen
une zone spéciale dont l'irritation est nécessaire pour
provoquer des convulsions ? Hack localise les zones
d'irritation à la partie extérieure des cornets inférieurs
puis au cornet inférieur et au cornet moyen, Rol,
Saint-Hilaire, ont essayé de prouver que chaque région jouit de propriétés spécifiques, il semble plutôt
que les accidents réflexes peuvent être provoqués par
des lésions nasales de nature et de localisation quelcon-
que. Dans tous les cas d'épilepsie nasale il faudra donc
rechercher la lésion et c'est contre elle exclusivement
qu'il faudra diriger le traitement (Hall 1855). D'ailleurs
tous les rhinologues n'ont eu qu'à se louer du traitement local (Kjellmann) qui paraît agir à la fois et sur
la lésion et sur les filets nerveux qui servent de voie
centripète à l'excitation.

Épilepsie d'origine amygdalienne

Les troubles nerveux consécutifs à des lésions
amygdaliennes sont fréquents ; troubles nerveux du
côté des yeux, névrite optique, névralgie faciale, névroses de la base de la langue (Escat, Société d'Oto-
rhino-laryngologie, 1898), sont les complications les
plus fréquentes des amygdalites. Les crises d'épilepsie
ont été signalées, surtout par Boulay, qui rapporte un
cas indiscutable de crises épileptiques liées à la pré-

sence de grosses amygdales. Il s'agit d'un garçon de deux ans, sujet à des crises nerveuses nocturnes ; perte de connaissance, convulsions, embarras de la respiration avec menaces d'asphyxie ; l'enfant portait des amygdales énormes ; il guérit radicalement par ablation des amygdales. La rapidité du traitement chirurgical semble bien prouver qu'il s'agissait là d'épilepsie réflexe liée à une lésion des amygdales.

Ces réflexes amygdaliens peuvent partir du filet nerveux appartenant soit au trijumeau, soit au pneumogastrique ; en effet, les piliers du voile du palais qui circonscrivent la loge tonsillaire sont innervés par des branches issues du ganglion sphéno-palatin.

Épilepsie réflexe d'origine auriculaire

L'épilepsie d'origine auriculaire nécessite une lésion de l'oreille, elle s'accompagne de surdité plus ou moins grave. Voisin cite plusieurs cas d'épilepsie réflexe qui furent précédés de douleurs atroces dans les oreilles. Hamilton (1878) et Boucheron ont spécialement étudié cette question (1885). Les signes précurseurs de ces crises sont souvent des symptômes auriculaires : surdité, vertiges, bourdonnements; les accès peuvent présenter soit le type complet de l'épilepsie avec chute et aura, soit des formes larvées. Boucheron explique en ces termes le mécanisme de la crise. « L'oblitération des trompes d'Eustache est souvent la cause de ces troubles nerveux ; l'air non renouvelé se résorbe dans la caisse tympanique et la pression atmosphérique, sans contre poids presse sur le tympan, de là, sur les osselets, sur le liquide, les terminaisons nerveuses du labyrinthe, d'où excitation, qui transmise à l'encéphale peut produire l'épilepsie chez des sujets prédisposés ; une accumulation de cérumen, pressant sur la membrane du tympan est susceptible de produire des effets analogues. » Magnin et Nocart en expérimentant sur des chiens ont montré que l'épilepsie est souvent causée par la présence dans le conduit auditif externe d'acares qui provoquent une hypersécrétion de cérumen, l'épilepsie cesse par enlèvement des bouchons(Féré).

Rabé cite un cas d'épilepsie provoqué par un myriapode qui s'était introduit dans l'oreille. Souvent les corps étrangers ont été trouvés comme cause d'épilepsie. Fabrice de Hilden signale une épilepsie produite par une perle de verre introduite dans l'oreille et qui guérit après extraction. Féré signale un cas d'épilepsie provoqué par l'introduction d'un noyau de cerise dans l'oreille, il enleva ce noyau ; les crises diminuèrent de nombre et d'intensité, mais l'épilepsie ne guérit pas complètement car le noyau avait provoqué une perforation du tympan avec otite moyenne consécutive. Noquel trouve que ces convulsions sont en relation avec des lésions chroniques ; Mac Bride et James ont également cité de nombreux cas d'épilepsie réflexe d'origine auriculaire.

Épilepsie réflexe d'origine oculaire

Il est un certain nombre de maladies des yeux, éblouissements, œdème papillaire, atrophie de la papille, amaurose qui sont susceptibles de provoquer des crises d'épilepsie. Galezowski (*Traité des maladies des yeux*, Paris 1888) a vu des crises survenir en même temps que la névrite optique chez un jeune homme victime d'un accident de chasse ; les crises disparurent à la suite de l'énucléation de l'œil.

L'astigmatisme est une des cause prédisposantes à l'épilepsie (G. Martin, de Bordeaux).

Dans une observation communiquée à la Société Ophtalmologique de Londres, Hein a vu un jeune épileptique guéri par la correction d'un vice de réfraction et par l'usage continuel des verres appropriés.

Les maladies des annexes des yeux peuvent ainsi que les corps étrangers, occasionner des crises d'épilepsie.

Épilepsie d'origine laryngée

Les affections du larynx peuvent se compliquer de troubles nerveux ; Massei (1878), Gasquet (1870) signalent plusieurs cas d'épilepsie consécutifs à des lésions laryngées et qui disparaissent par un traitement local.

Épilepsie d'origine bronchique

Nous connaissons peu de cas d'épilepsie consécutive à des lésions bronchiques. Charpignon en signale pourtant un cas.

Épilepsie d'origine pleuro-pulmonaire

Nous connaissons mieux les épilepsies consécutives à des lésions inflammatoires du poumon ou de la plèvre.

C'est à la suite de l'opération de l'empyème surtout et plus généralement à la suite d'interventions sur la plèvre que ces crises éclatent. Roger en 1864, Trousseau, dans ses cliniques ont, les premiers, signalé des faits de ce genre. Maurice Raynaud (1875) rapporte 2 observations. En 1888 Bouveret, 126 observations. Jeanselme, en 1892, 45. Roch, un certain nombre de cas du même genre.

Mais en dehors de ces crises provoquées par une intervention, il existe des crises réflexes spontanées. Roch cite 4 observations de malades chez qui les crises arrivaient sans qu'aucune excitation soit intervenue ; ces crises coexistaient avec la période aigue de la pleurésie, période pendant laquelle les phénomènes d'irritation de la plèvre étaient au maximum ; toux sèche, point de côté, mydriase. Il est évident qu'à ce moment là toutes les conditions étaient réunies pour qu'un déplacement brusque du liquide ou un frottement violent des séreuses enflammées produisît le même effet qu'une intervention opératoire ; les phénomènes convulsifs évoluèrent en même temps que la maladie, s'atténuèrent dans la période de résolution et disparurent, la pleurésie guérie : il s'agissait donc bien là d'épilepsie provoquée par un réflexe partant de la plèvre.

Dans le *Toulouse Médical* de 1908 nous avons également rencontré deux observations de malades (Voi-
venel) chez qui les crises d'épilepsie étaient nettement
provoquées par des lésions inflammatoires du poumon.

Epilepsie reflexe d'origine dentaire

Dans la première et dans la deuxième enfance les
crises d'épilepsie d'origine dentaire sont fréquentes.
Il faut, comme nous l'avons admis pour la conception
même de l'épilepsie réflexe, une prédisposition de
l'enfant. Le système nerveux de l'enfant réagit beaucoup plus facilement que celui de l'adulte ; la fréquence des convulsions, des chorées nous montre nettement une excitabilité particulière. Il faut naturellement des causes déterminantes, ces causes résideront
dans une excitation du trijumeau, excitation causée
par des lésions irritantes. Les deux maxillaires sont,
en effet, innervés par le trijumeau et l'irritation de ce
nerf sera le point de départ du réflexe ; en effet, par
son importance, sa proximité des centres nerveux et
ses relations anatomiques avec le centre bulbaire con-
vulsif de Nothnagel (Bousquet) il peut provoquer l'excitation des cellules motrices de l'écorce. Ce centre de
Nothnagel est situé, en effet, entre le bec du calamus et
les tubercules quadrijumeaux dont l'excitation expérimentale provoque les convulsions. C'est surtout dans
la région maxillaire que le trijumeau est facilement
excitable, et c'est pour cette raison que les convulsions
de la première enfance peuvent avoir leur cause dans

la première dentition, c'est là une théorie que les données anatomiques permettent de soutenir et nous
voyons ainsi que les convulsions peuvent tenir à deux
causes tout à fait distinctes : 1° à une auto-intoxication ; 2° à une action purement irritative qui est le
point de départ d'un réflexe (Baumel). C'est surtout
l'éruption des premières et des deuxièmes grosses mo-
laires qui servira de prétexte à l'éclosion du mal comitial. Ces troubles réflexes disparaissent souvent après
l'éruption d'un groupe dentaire pour reparaître quand
l'enfant sera de nouveau en évolution, ces faits prouvent donc nettement les relations de cause à effet qui
existent entre les lésions dentaires et les phénomènes
nerveux. Le développement des dents de sagesse peut
aussi provoquer des crises d'épilepsie. Ginsburg cite
deux observations qui mettent en lumière l'influence
de l'évolution dentaire sur l'épilepsie réflexe. Féré a
vu des attaques apparaître à l'occasion de l'éruption
douloureuse de la dent de sagesse. Les dents cariées
provoquent plus souvent qu'on ne le suppose généralement, et entretiennent les maladies convulsives
d'une extrême gravité (Foville). Trousseau rapporte
l'observation d'un clerc de notaire que Foville a guéri
de ses crises d'épilepsie en lui faisant enlever les dents
malades. Anglada, de Barcelone (188) cite un fait semblable, ainsi que Liebert, Brubacker. Baumel cite le
cas de deux fillettes l'une de 11 ans, l'autre de 14 qui
présentèrent des accidents épileptiques à la suite de
carie dentaire et Lemoine rapporte 3 cas d'épilepsie

chez les enfants, cas qui démontrent nettement le rôle de la dentition.

Ces nombreuses observations nous prouvent donc que la dentition a une influence indiscutable sur la genèse des crises épileptiques, il s'agit bien là d'épilepsies réflexes, puisque si on supprime l'agent d'irritation, il y a d'abord éloignement, sédation des crises, puis disparition.

Epilepsie réflexe d'origine urinaire et génito-urinaire

On trouve dans la littérature médicale un nombre très restreint d'observations d'épilepsie liée à une altération de l'appareil urinaire.

Muscroft (1873) signale cependant un cas où l'affection paraît liée à la rétention d'urine, à des calculs du bassinet. Duncan signale également un cas de crises d'épilepsie provoquée par une rétention des calculs de la vessie. Les affections des organes génitaux sont beaucoup plus fréquemment la cause de complications nerveuses. Les affections du testicule ont été incriminées et Chapmann est intervenu chirurgicalement par la castration. Schramm (1887) guérit une de ses malades par l'ovariotomie. Le rôle des affections utérines dans la genèse des crises nerveuses est connu depuis longtemps ; non seulement beaucoup d'épileptiques voient leurs accès devenir plus violents pendant leur époque menstruelle, subir une véritable impulsion, mais, chez d'autres, l'épilepsie est unique-

ment liée à une cause génitale. Galien, Seunert signalent le rôle des affections utérines dans l'étiologie de
l'épilepsie. Marotte (en 1851) établit par de nombreuses observations les relations qui existent entre l'appareil génital et le système nerveux. Gowers avec 82 observations confirme ces faits. Voisin dit aussi que l'apparition des règles coïncide souvent avec de grandes
attaques chez les femmes qui, auparavant, n'avaient
que des absences ou des vertiges ; c'est surtout quand
la menstruation est difficile, qu'elle est susceptible de
provoquer l'épilepsie. Bernard (1876) rapporte le cas
d'une jeune fille de 16 ans, non réglée qui, après des
douleurs très vives dans l'abdomen et les seins fut
prise d'une attaque d'épilepsie : tous les accès suivants
furent précédés de la même crise douloureuse, on
constata chez elle une imperforation de l'hymen et une
rétention complète des menstrues. L'épilepsie dispa-
rut immédiatement après l'opération, dès qu'on eût
créé à ces produits toxiques une voie de sortie. Les affections utérines (métrites, cancers, sont capables de
provoquer des convulsions épileptiques (Delasiauve).
Schneider, Lawson Tait (1869), Terrillon (1881) ont
particulièrement étudié l'épilepsie réflexe d'origine
utérine. Mayer signale une épilepsie provoquée par
une antéversion utérine. Voisin cite le cas d'une
femme qui fit de l'épilepsie à la suite de métrite du col
utérin, l'épilepsie guérit à la suite d'un traitement con-
sistant en injection de solution de nitrate d'argent.

Sans doute la théorie de Madden, qui croit que chez
la femme l'épilepsie est toujours due à une lésion uté-

rine nous paraît bien exagérée, néanmoins nous cons-
tatons que les faits d'épilepsie réflexe due à une lésion
utérine sont assez nombreux et que l'on doit en tenir
compte dans l'étiologie de l'épilepsie symptomatique.
Nous conseillerons donc, quand on se trouve en présence d'une femme sujette à des crises d'épilepsie, de
rechercher avec soin l'étiologie de ces crises, de voir
s'il s'agit d'épilepsie essentielle ou d'épilepsie réflexe
et si nous ne trouvons aucune preuve d'épilepsie idiopathique de penser aussitôt à des lésions utérines susceptibles de provoquer des crises d'épilepsie réflexe,
il s'agira donc d'examiner avec soin l'appareil génito-
urinaire, de rechercher s'il n'existe pas de lésions irritatives ou de malformation congénitale capables
d'être le point de départ de réflexe. Souvent ainsi nous
trouverons l'affection causale, qu'au premier abord
nous n'aurions même pas soupçonnée, et qui nous
donnera aussitôt la pathogénie de ces troubles nerveux, il ne nous restera plus qu'à traiter l'affection
causale pour voir ces crises s'atténuer d'abord puis
peut être rétrocéder complètement.

Nous signalerons encore comme variété d'épilepsie
réflexe, ou plutôt comme cause susceptible de la provoquer, l'influence des rapports sexuels chez un individu à éréthisme nerveux très développé ainsi que l'influence néfaste de l'onanisme (Trousseau).

Épilepsie réflexe d'origine gastro-intes-tinale

Nous abordons à présent une forme d'épilepsie symptomatique, mieux connue, mieux étudiée que les précédentes et sur laquelle nous nous étendrons plus longuement : ce sont les épilepsies d'origine gastro-intestinale.

Hippocrate, Arétée, Galien, Cheyne, Tissot ont observé l'influence des troubles gastriques sur la production de l'épilepsie.

Maisonneuve, dans sa thèse inaugurale, relate d'intéressantes observations d'épilepsie à départ gastrique. L'observation des 18 marins de la corvette *La Légère* est restée célèbre. Après que leur navire eût fait naufrage, ces 18 malheureux vécurent sur un rocher et présentèrent tous, à la suite de la famine, des crises d'épilepsie. Delatianve, dans la *Revue Mensuelle*, Lépine traitant de l'épilepsie chez les pléthoriques gros mangeurs. Pommay, dans *l'Epilepsie et les autres maladies convulsives chroniques*, font observer les rapports habituels qui lient l'épilepsie à la dyspepsie.

Paul Blocq et Marinesco, Sérieux, Claus et Van der Stricht, dans un mémoire sur *La Pathogénie et le traitement de l'épilepsie*, insistent sur l'influence toute particulière exercée par les auto-intoxications sur l'apparition des crises comitiales.

Loewenfeld dans le *Journal de Neurologie*, Spratling dans *Le New-York Médical Journal*, insistent sur la constance du catarrhe gastro-intestinal et l'action du régime alimentaire chez les épileptiques. Voisin, Féré, Lemoine avec 5 cas d'épilepsie larvée à forme gastrique, M. de Fleury et enfin A. Robin, dans un chapitre consacré aux retentissements nerveux des dyspepsies, nous donnent des faits précis d'épilepsie d'origine gastro-intestinales.

Existe-t-il des affections gastro-intestinales, qui, de préférence à d'autres, sont susceptibles de produire des complications nerveuses ? Jusqu'ici on n'a pas signalé d'affection particulièrement apte à provoquer des crises d'épilepsie. La maladie de Reichmann, certaines formes de neurasthénie dyspeptique à hypersthénie gastrique ont surtout été trouvées. Sans doute on rencontre fréquemment l'épileptique anorexique à estomac dilaté, à langue saburrale, à haleine fétide, chez qui la purge répétée a une action pour ainsi dire « spécifique » sur la production des crises ; mais le type de dyspeptique atonique, le type hypersthénique se rencontrent aussi bien l'un que l'autre. Le type gastrique qui pourtant paraîtrait le plus fréquent, serait le type de la dyspepsie par fermentation (Raymond).

Nous signalerons aussi le rôle de la coprostase dans la genèse des crises d'épilepsie. Nous avons eu l'occasion d'observer dans le service de M. le professeur Caubet une épileptique dont les crises paraissaient provoquées par la coprostase. Il s'agit d'une malade de 39 ans ayant eu des convulsions dans l'enfance (par conséquent ayant une prédisposition héré-

ditaire), de tempérament facilement irritable qui, à la
suite de contrariété eût une première crise à l'âge de 30
ans. Depuis, ces crises se renouvellent constamment
jusqu'à 37 ans. A cette époque (est-ce d'elle même,
est-ce un médecin qui le lui dit ?), elle remarque que
ces crises surviennent lorsqu'elle est constipée ; elle
se surveille, va régulièrement à la selle et pendant 2
ans, de 37 à 39 ans, elle n'a plus aucune crise. Quand
elle entra à l'hôpital, le 15 juin 1908, elle venait d'avoir
une nouvelle crise après 2 années d'interruption,
ayant cessé à ce moment d'aller régulièrement à la
garde-robe. On se contenta de lui administrer un pur-
gatif, on lui conseilla d'user journellement de laxa-
tifs ; les crises ne reparurent pas.

C'est là un fait assez curieux d'épilepsie qui paraît
lié soit à une action irritative du bol fécal sur les parois
du gros intestin, soit à une auto-intoxication due à
des fermentations.

Il est donc intéressant d'étudier la pathogénie de ces
épilepsies réflexes et de savoir par quel mécanisme
spécial ses lésions gastro-intestinales arrivent à susci-
ter des accès d'épilepsie. Deux opinions sont en présence, les deux également défendables.

a) La première de ces théories attribue ces troubles
nerveux à *l'intoxication*. L'élaboration des aliments à
l'intérieur de l'estomac s'accompagne de la formation
de produits nocifs, de toxines, ces produits irritent
la muqueuse, la traversent, se répandent dans le tor-
rent sanguin et de là gagnent les centres. Sans cesse
en contact avec les éléments nerveux, ces poisons or-

ganiques les irritent et ceux-ci réagissent en produisant la crise convulsive. Ce qui paraît appuyer l'argumentation de ces auteurs, Voisin, de Fleury, Vires, c'est la constatation directe faite de la présence de poison dans le contenu stomacal.

Bouveret et Devic sont parvenus à préparer, en recueillant les produits de la digestion d'un tétanique, un extrait alcoolique très convulsivant pour les animaux. Gassaël et Féré ont trouvé dans le contenu stomacal d'hyperchlorydriques une substance convulsivante pour le lapin.

b)La deuxième théorie est la théorie *réflexe*. Pour elle, les accès convulsifs doivent être uniquement considérés comme une réaction du système nerveux à une irritation périphérique. Les nerfs viscéraux, surtout ceux des voies digestives, sont exposés à des excitations pathologiques multiples, susceptibles de se traduire par de l'épilepsie chez des sujets prédisposés. Les expériences de Brown Séquard ont démontré qu'il est possible de provoquer l'épilepsie par section du sympathique abdominal. Prenons une lésion abdominale : la sensation déterminée est transmise par les filets sympathiques au plexus solaire et à ses ganglions, ceux-ci sont des centres réflexes ; l'impression transmise y subit une modification et de là en repart pour être réfléchie sur le cerveau.

D'après Letulle « il n'est pas rare de voir le nerf vague réagir lorsqu'il est lésé, non seulement sur les organes dont il assure l'action physiologique, mais encore sur les départements voisins, avec les filets ner-

veux cérébro-spinaux ou sympathiques, sur lesquels
il est lié par anastomoses et j'ajouterai, sur la bulbe,
d'où attaque convulsive ».

Pommay soutient la même doctrine. Les phénomènes d'ordre réflexe obéissent aux lois de Pflüger ; suivant l'intensité de l'irritation il y a paralysie ou excitation. Y a-t-il paralysie C'est comme s'il y avait section des vagues (battements précipités du cœur, aryth-
mie). Y a-t-il excitation ? On peut voir survenir des attaques d'épilepsie. Les expériences de Langendorff
et Lander, celles de P. Frank, confirment ces données.
A. Robin s'est surtout fait le défenseur de la théorie
réflexe, il avoue n'être jamais parvenu à intoxiquer
les animaux avec le produit de la digestion stomacale;
il cite les expériences de Grumprecht, de Debove et
Rémond qui ont essayé, en vain, d'intoxiquer les cobayes avec le contenu concentré de l'estomac d'un dyspeptique qui avait des contractures musculaires dans
les membres ; celle de Von Mering qui réussit à provoquer des accès de tétanie chez des chiens à qui il
avait pratiqué une fistule duodénale et chez qui, par
conséquent, le contenu stomacal s'écoulait au dehors.

Nous voyons donc que ces deux théories ont leurs
défenseurs ; il ne nous appartient pas de choisir entre
ces deux mécanismes. Nous conclurons simplement
qu'il existe des épilepsies d'origine gastro-intestinale
et que souvent, si un malade est pris d'un accès con-
vulsif, c'est que des irritations, venues de l'appareil
gastro-intestinal ou bien les résidus d'une mauvaise
digestion agissent puissamment par excitation réflexe

ou par empoisonnement chimique du système nerveux central.

Les entérites, les diarrhées des enfants, sont aussi le point de départ de troubles nerveux. Marotte (1882) signale chez l'adulte des crises provoquées par les mêmes causes.

Les corps étrangers de l'intestin, les parasites intestinaux paraissent avoir une action identique.

Tous les auteurs anciens : Tissot, Chambon, Baume, Delasiauve ont reconnu que la présence des vers dans l'estomac ou l'intestin est une des causes les plus fréquentes d'épilepsie chez l'enfant.

Ces vers sont susceptibles de provoquer des crises, sans doute par leur présence, par leurs mouvements peut être par leurs déchets, ils provoquent une irritation, agissent par voie réflexe sur les centres nerveux, de la même manière que les toxines retenues dans l'organisme, mais c'est surtout par action réflexe qu'ils agissent, jouant le rôle de corps étrangers. Les oxyures, les lombrics, le tænia sont les parasites le plus souvent incriminés, ainsi que les larves de mouches (Krause) s'accumulant dans l'intestin. Ce qui prouve que ces parasites provoquent l'épilepsie par action réflexe, c'est que les malades guérissent après leur expulsion. Le prolapsus du rectum aussi est susceptible de provoquer des troubles nerveux. Shimigero le signale comme agent provocateur de l'épilepsie.

CHAPITRE III

De l'Épilepsie réflexe dans l'appendicite

Nous avons examiné jusqu'ici les formes d'épilepsie réflexe les plus connues ; mais il est une forme particulière d'accidents convulsifs sur laquelle la littérature est à peu près muette ; c'est l'épilepsie réflexe consécutive à une lésion de l'appendice. L'appendicite est, en effet, une maladie à la fois infectieuse et toxique. C'est une maladie infectieuse car l'appendice altéré est le siège de colonies microbiennes qui vont se répandre dans l'organisme, qui, par métastase vont créer non seulement des complications locales se traduisant par des péritonites enkystées ou généralisées, mais avec des complications à distance par l'intermédiaire des veines, de la veine mésaraïque, de la veine porte, ces complications infectieuses pourront ainsi intéresser les reins, les poumons, etc. Mais l'appendicite peut encore agir par ses toxines . Ces microbes pathogènes exaltent leur virulence dans ce segment appendiculaire constituant un vase clos, ils y fabriquent des toxines très virulentes qui provoqueront l'empoisonnement du malade. Le professeur Dieulafoy a démontré cette toxicité par l'expérience sui-

vante ; il prend pour l'expérience une appendicite
oblitérante aiguë dont la cavité close est absolument
séparée de la partie libre de la cavité appendiculaire,
il ensemence deux bouillons.

« Un bouillon numéro 1 avec une parcelle de liquide
prélevé dans la partie libre du canal appendiculaire,
l'autre, le bouillon numéro 2 avec une parcelle du liquide prélevé dans la cavité close. Ces bouillons ont
été mis à l'étuve ; ils contiennent du coli-bacille en
quantité. Pour expérimenter la toxicité nous avons
filtré le bouillon de culture et nous avons pratiqué des
inoculations avec le liquide filtré chargé de toxines,
mais privé de microbes. Six cobayes ont été inoculés,
3 avec la filtration du bouillon numéro 1, 3 avec celui
du bouillon numéro 2. Chaque cobayes a reçu en injection sous-cutanée 20 gouttes du bouillon filtré provenant des cultures de plus en plus vieilles. Ces cultures dataient de trois jours pour les 2 cobayes inoculés le lundi, de quatre jours pour ceux du mardi et
cinq jours pour ceux du mercredi. L'inoculation n'a
provoqué en aucun cas ni abcès, ni induration. Les 3
cobayes inoculés par le filtrat du numéro 1 sont restés
bien portants ; sur les 3 cobayes inoculés avec le fi-
trat du numéro 2 deux sont morts 5 à 6 jours après
l'inoculation ; ils ne sont pas morts infectés, ils sont
morts intoxiqués. »

Expérimentalement, il est donc prouvé que les produits secrétés dans cette cavité close sont doués d'une
virulence toute particulière. La clinique confirme ce
que nous apprend l'expérimentation ; le cas de toxine

appendiculaire, créant de nouveaux foyers d'infection dans le foie et les reins, provoquant alors de
l'urobilinurie, de l'albuminerie sont fréquents.

Nous relatons une observation du professeur Dieulafoy, très intéressante au point de vue de la régres-
sion des symptômes après l'appendicectomie, car
l'étude de cette observation nous servira à expliquer
pourquoi les crises d'épilepsie ne disparaissent pas
aussitôt après l'appendicectomie le processus rétro-
grade que nous allons trouver dans ce cas particulier
est exactement le même que celui qui se passe quand
le système nerveux a été touché.

Obs. de M. Dieulafoy : Histoire d'un jeune homme
de 18 ans, qui se présente à l'Hôtel-Dieu, souffrant du
ventre depuis 4 jours et présentant une teinte subictérique de la face et ictérique des conjonctives : triade
symptomatique, marquée au point de Mac-Burney,
présence d'albumine et d'urobiline dans les urines, la
toxine appendiculaire avait déterminé des lésions des
cellules du foie et du rein. Opération faite immédiatement, on trouve un appendice, en partie sphacélé
avec du pus.

L'opération ne donna pas l'amélioration rapide
qu'on obtient souvent après l'opération de l'appendicite ; la raison en était que le malade était intoxiqué.
L'ablation de l'appendice avait supprimé la cavité
close appendiculaire, ce laboratoire des toxines, mais
les organes, le foie, les reins en étaient encore imprégnés. Après une journée critique, le malade s'amé-
liorait rapidement ; 2 jours après l'albumine dispa-

raissait et 4 jours après l'opération il n'y avait plus
d'urobiline et la teinte subictérique avait complètement
disparu.

Bien d'autres cas ont été cités par Dieulafoy, Se-
gond, Hartmann où l'organisme était imprégné par les
toxines appendiculaires.

Il parait donc bien démontré aujourd'hui que l'appendicite est une maladie toxi-infectieuse comme la
dipthérie par exemple.

De par sa nature, l'appendicite peut donc provoquer
des complications locales ou à distance : des névrites
péri-appendiculaires, des abcès du cerveau, des méningites, des crises d'épilepsie.

Parmi les accidents les mieux connus, nous signalerons le processus de névrite ascendante qui s'explique par ce fait que les microbes ou les toxines peuvent
suivre la voie nerveuse, remonter plus ou moins haut
vers le névraxe et créer même parfois des lésions mé-
dullaires secondaires.

L'appendicite, de même que les salpingites, les affections utéro-ovariennes, peut provoquer des accidents hystériques. L'appendicite agit alors comme
excitation périphérique et est le point de départ de réflexes violents qui, grâce à une excitabilité anormale
du système nerveux du malade, vont provoquer des
réactions. Nayer cite ainsi un cas intéressant de vo-
missements incoercibles provoqués par une appendicite et qui disparurent après l'appendicectomie.

L'appendicite est également susceptible comme autre complication, de provoquer des attaques d'épi-

lepsie. La littérature médicale signale très peu de cas
de ce genre.

~~~~~~~~

OBSERVATION PREMIERE

(DIEULAFÉ)

Il s'agit d'un jeune homme de 24 ans, très robuste,
belle constitution, était cuirassier au moment où s'est
déroulée son affection.

Antécédents héréditaires. — Père mort à l'âge de
40 ans d'une affection cardiaque.

Mère, en bonne santé, un peu nerveuse, mais ne
présentant pas de symptômes déterminés.

Antécédents collatéraux. — Paternels : pas d'hérédité nerveuse.

Maternels : quelques cas de névropathie.

Deux sœurs : l'une, frêle, atteinte actuellement de
péritonite bacillaire en voie d'amélioration.

L'autre, en bonne santé, mais nerveuse, facilement
surexcitable.

Antécédents personnels. — Nuls ou à peu près, tempérament actif, caractère vif, jusqu'au moment du service militaire. En cours de service, il y a 3 ans, a eu
une crise d'appendicite aiguë assez grave puisqu'on a
constaté l'existence d'un plastron abdominal. Après
plusieurs mois de convalescence a repris son service.
N'a pas été exempté des exercices et manœuvres (ser-
vait dans la cavalerie). Après une série de jours de

manœuvres a eu de nouveau des douleurs abdominales. On le met au repos et, à ce moment, il est pris
d'une crise d'épilepsie (coma, mouvements convulsifs,
perte de connaissance, écume sur les lèvres). Dans ces
circonstances il a obtenu un autre congé, puis, revenu
au service, a eu de nouveau, sous l'influence de la fa-
tigue, d'autres crises épileptiques qui ont provoqué
sa mise à la réforme. Depuis, on constate des mouvements convulsifs limités aux muscles du visage ; à
plusieurs reprises, à la suite de fatigues il a eu de
grandes crises.

Sa fosse iliaque droite est douloureuse chaque fois
qu'il est fatigué.

En décembre 1906, ce malade a une deuxième crise
d'appendicite, légère comme symptômes généraux,
mais accompagnée de vives douleurs ayant nécessité
le traitement médical classique de l'appendicite (glace,
diète).

Au bout de quelques jours le calme est revenu. C'est
au commencement de février 1907 que M. Dieulafé
a examiné ce malade; à ce moment il est très peu resté
au repos depuis sa deuxième crise; il présente de la
contracture des muscles abdominaux, des douleurs
légères à la pression, dans la profondeur on a la sensation d'une masse, bosselée, irrégulière.

Le teint est pâle, le mlade a peu de force, présente
une tendance à la neurasthénie.

Il est opéré dans le courant de février 1907, appendicectomie.

Le malade a eu une crise épileptique en se réveillant après l'opération pour laquelle il avait subi la narcose chloroformique. Convulsions généralisées à tous les membres, ayant duré 2 ou 3 minutes.

Bonnes suites opératoires.

Après quelques jours de diète le malade s'alimente et ayant très bon appétit commence un peu trop tôt à se nourrit copieusement (laitage, viandes blanches). Il se lève le 15ᵉ jour après l'opération. Le vingtième jour il a eu une crise convulsive avec perte de connaissance ; a eu un mois après une autre crise. Ce jour-là il s'était fatigué en voiture et avait fait un repas trop copieux. Il a eu aussi pendant ce mois là quelques mouvements convulsifs dans les muscles du visage. Depuis cette époque, plus de crises, à l'heure actuelle (1900), c'est-à-dire, deux ans après l'opération, il se porte très bien. Excellent état général. Exercices physiques, équitation, voyage, chasse, très bien supportés.

Deux ans se sont écoulés depuis l'appendicectomie, voilà plus de 20 mois que l'opéré est complètement exempt de crises d'épilepsie. Et cependant il mène une vie active : sport, cheval, chasse, automobile et il ne suit plus aucun régime alimentaire spécial.

Il y a un mois et demi, ce malade a été revu et réopéré par M. Dieulafé, pour un accident de chasse (coup de feu dans la main et le pied) ; il a subi une nouvelle chloroformisation et après l'opération de nombreux pansements douloureux; rien de particulier n'est apparu dans son système nerveux.

Glantenay en 1905, signale un malade qui fit de

l'épilepsie consécutivement à une appendicite et qui
guérit radicalement après l'appendicectomie.

OBSERVATION II
(GLANTENAY.)
Traité des Maladies de l'Enfance (MARFAN), 2ᵐᵉ édition
(Article appendicite).

Un jeune homme de 21 ans est pris d'appendicite
localement bénigne avec crise épileptiforme ; une première intervention montre l'appendice microscopique-
ment normal ; il est laissé en place. Les crises persis-
tent. Glantenay enlève l'appendice ; il était scléreux.
Le malade guérit. De ces deux observations, l'une est
muette sur la prédisposition nerveuse du sujet ; l'autre, celle de M. Dieulafé nous indique une hérédité
névropathique bien légère. Mais il y a mention du tempérament nerveux surexcitable de la mère et d'une des
sœurs. Le malade, lui-même, a bien aussi, sans avoir
été un névropathe, un tempérament plutôt nerveux.

Pathogénie de l'Épilepsie réflexe dans l'appendicite.

Dans cette observation, nous n'avons constaté l'existence que de légères tares nerveuses héréditaires.
Nous avons déjà admis en principe que l'influence de
l'hérédité, malgré les idées de M. P. Marie et de
Lemoine, est indispensable pour expliquer les crises
d'épilepsie ou autres phénomènes nerveux. Nous pou-

vons constater que dans le cas de M. Dieulafé il en est bien ainsi.

Comment expliquer la répercussion de l'appendicite sur le système nerveux ? Quels sont les agents déterminants de cette complication ? Ces facteurs se trouvent être de 3 sortes : (a) l'infection, (b) l'auto-intoxication, (c) l'irritation locale.

a) L'Épilepsie est due à l'infection dont le point de départ est l'appendicite.

Nous avons admis, nous basant sur les faits que nous fournit la clinique et l'expérimentation, que l'appendicite est une maladie infectieuse ; par conséquent c'est une maladie qui n'a pas une entité fixe, déterminée, toujours la même ; suivant le terrain du sujet qui est atteint, elle peut récidiver, créer des foyers nouveaux, soit dans le voisinage, soit à distance de la lésion primitive. Nous admettons et nous connaissons comme complications de l'appendicite les phlébites, les pleurésies, les abcès du rein les abcès du foie ; nous savons également que du côté du système nerveux il existe des manifestations diverses de l'infection, que le mode de réaction des cellules nerveuses est variable suivant le degré de susceptibilité du sujet : tel malade a des sensations de défaillances, des lipothymies à la moindre douleur gastrique ; tel autre devient sombre et penche vers la neurasthénie ; il sera inquiet, préoccupé, analysera constamment ses symptômes et vivra dans la crainte de nouvelles douleurs. Chez l'enfant on note du nervosisme ; nous pensons que le malade est susceptible de réagir égale-

5

ment par des crises d'épilepsie. L'influence des crises
d'appendicite sur l'état du système nerveux est bien
connue. Walther et Picqué ont montré que l'ablation
de l'appendice peut faire disparaître un véritable état
vésanique. M. Richelot cite un cas de vaginisme disparaissant après appendicectomie. Il ne s'agit, somme
toute, que d'une question de degrés et d'un terrain
spécialement disposé. Puisque nous admettons certaines complications nerveuses de l'appendicite, il nous
paraît presque évident que le fait de rencontrer l'épilepsie chez un malade n'est qu'un fait exception-
nel, qu'une forme particulière et plus intense de la manière de réagir du système nerveux.

Nous savons, d'autre part, que l'appendicite peut
être due à une intoxication. Les toxines répandues
dans l'organisme peuvent se localiser sur tel ou tel vis-
cère. Dans l'observation du professeur Dieulafoy,
que nous avons relatée a dessein au début de ce chapitre, le malade avait fait de l'intoxication consécutive
à l'appendicite dans le foie et les reins ; c'est ce qui
nous expliquait que la guérison n'eût lieu (même après
l'opération) qu'au bout de quelques jours, parce qu'il
fallait à l'organisme un certain laps de temps pour se
débarrasser de toutes les toxines dont il était imprégné.

Chez notre malade il en est exactement de même,
la localisation seule diffère, c'est le système nerveux
qui est en cause, non plus le foie et les reins.

Les toxines, d'origine appendiculaire, ont agi sur
son système nerveux (lieu de moindre résistance), dé-

terminant une irritation dont la manifestation a été une crise. Ce qui paraît confirmer l'hypothèse qu'il s'agit d'une intoxication c'est que quelques crises se sont produites pendant une petite période consécutive à l'appendicectomie. A ce moment il n'y avait plus de douleurs appendiculaires, mais l'intoxication peut se manifester pendant longtemps : l'organisme d'un appendicectomisé est encore pour un certain temps chargé de toxines liées à la lésion appendiculaire préexistante.

Pendant toute l'évolution de l'appendicite, l'organisme s'est peu à peu chargé de toxines qui ont imprégné les cellules nerveuses, et ce n'est que peu à peu que ces toxines emmagasinées arriveront à s'éliminer.

L'appendicectomie a eu pour but de tarir la source toxi-infectieuse, de supprimer la cause directe ; mais son action a dû se borner là et n'a eu aucune influence sur l'état de sursaturation de l'organisme. Il nous semble donc que le fait de rattacher l'épilepsie dans l'appendicite à une intoxication constitue une thèse soutenable et qu'il n'y a rien d'impossible que chez notre malade la localisation de ces toxines se soit faite dans le système nerveux, que cellules et neurones en aient été imprégnés, que la source d'intoxication tarie, il ait fallu au malade quelques temps pour éliminer ces produits nocifs et le fait d'avoir noté quelques crises, pour ainsi dire résiduelles, après l'appendicectomie nous autorise à penser que, en effet, l'intoxication a suivi ce processus.

b) *L'Epilepsie est due à une auto-intoxication.*

Nous avons déjà vu que diverses affections de l'appareil digestif donnaient lieu à de l'épilepsie réflexe sous l'influence de l'auto-intoxication qui en est la conséquence. Dans l'appendice l'intestin est bien intéressé aussi dans son fonctionnement, présente même parfois des lésions concomitantes; toutes raisons pour que des poisons d'origine alimentaire puissent se répandre dans l'organisme et aller porter leurs effets nocifs sur le système nerveux cortical.

c) *L'épilepsie est due à un réflexe partant de l'appendice.*

En plus de ces deux facteurs que l'on peut incriminer, l'infection ou intoxication, il faut tenir aussi un grand compte de l'irritation, du réflexe dont la région lésée est le point de départ. Dans la deuxième partie de ce travail, nous avons vu comment de simples causes irritatives peuvent occasionner des crises d'épilepsie ; dans de nombreuses observations d'épilepsie nasale ou auriculaire, nous n'avons pas trouvé une infection ou intoxication susceptibles d'expliquer les complications nerveuses : dans ces cas d'irritation provoquée par la lésion anatomique paraît être la cause déterminante de ces phénomènes. Puisque, par section des nerfs périphériques, B. Séquard a réussi à provoquer des convulsions, il nous est permis d'admettre que, ce que cet expérimentateur a obtenu artificiellement, une lésion, simple, cicatricielle, est susceptible de le provoquer. Dans la première observation (de Glantenay), nous avons vu qu'il s'agissait d'un simple appendice scléreux ; il est donc probable que ce n'était ni l'infection, ni l'intoxication qui provoquaient les crises de son malade. C'était un simple réflexe, une simple irritation du plexus solaire ou du sympathique. L'appendice jouait, chez ce malade, le rôle d'excitant périphérique et était le point de départ de réflexes violents qui provoquaient, par réaction du système nerveux, des crises d'épilepsie. Dans notre observation, cette action réflexe est également intervenue, non pas d'une façon exclusive, mais elle s'est surajoutée aux autres causes : infection et intoxication. Comme dans les cas d'helminthiase, par exemple, nous n'avons pas eu seulement affaire à un réflexe ; ce qui le prouve c'est que les crises ont persisté ; dans le cas de réflexe pur, les crises auraient dû disparaître aussitôt le traitement chirurgical pratiqué. On pourrait cependant peut-être penser pour expliquer ces crises consécutives à l'opération, à un réflexe atténué provenant de la cicatrice, provoquant une légère irritation, réflexe venant surajouter son influence à celle des toxines imprégnant encore l'organisme.

Comme pathogénie des crises d'épilepsie dans l'appendicite nous concluons :

1) Que l'épilepsie peut exister comme complication de l'appendicite chez un sujet dont le système nerveux est en état de moindre résistance, soit par hérédité, soit par des lésions antérieures (convulsions) ;

2) Que cette épilepsie tire son origine de l'infection,

ou de l'intoxication de l'organisme, provoquées elle-
même par l'appendicite ;

3) Que le réflexe qui part de l'organe lésé (appendice dans notre cas) peut agir seul, ou plus souvent
surajouter son action à celle de l'infection ou de l'intoxication.

Action probable des toxines sur le système nerveux.

De quelle manière des bacilles ou des toxines, même
chez un sujet prédisposé, peuvent-ils arriver à provoquer des troubles si graves du système nerveux, et
comment agissent-ils ?

D'après Grasset et Rauzier, l'infection agit sur le
système nerveux, soit en troublant son fonctionnement, sans altérer sa substance, soit en déterminant
des lésions anatomiques : celles-ci peuvent être attri-
buées à *l'action directe* des germes ou des toxines sur
les éléments nerveux, ou à une action *indirecte* de
l'infection sur la substance nerveuse par l'intermédiaire de lésions vasculaires. Les colibacilles, charriés
par le sang et leur toxine, disséminée dans toute l'éco-
nomie peuvent imprégner les cellules nerveuses en
particulier et les irriter ; cette irritation peut se traduire par une attaque d'épilepsie.

C'est surtout dans l'intoxication bulbaire que ces
attaques se produiront, les convulsions généralisées
étant, avant tout, un syndrome bulbaire.

Le colibacille et sa toxine pourront agir *indirectement* sur les centres nerveux, en déterminant l'hypertension du liquide céphalo-rachidien qui irritera les

cellules nerveuses, par compression. Il en est de même pour les produits toxiques, charriés par le sang; ils agissent indirectement en produisant de l'œdème cérébral, une hypertension du liquide céphalo-rachidien qui, par compression, irritera les centres nerveux.

D'autres fois, quand il y a intoxication directe, il y a intoxication bulbaire (Roger, Maladies infectieuses); dans les crises d'épilepsie les centres bulbaires sont en jeu.

Diagnostic des Épilepsies réflexes

Ne peuvent être considérées comme épilepsies réflexes que celles qui sont liées dans leur existance à l'existance d'autres lésions. C'est le cas du malade atteint d'appendicite, c'est le cas des nombreux malades atteints de diverses lésions viscérales que nous avons signalées.

Et il ne faut pas confondre avec des épilepsies réflexes des crises nerveuses qui existent chez un sujet atteint d'une affection viscérale lorsqu'on n'est pas fixé sur la contemporanéité de ces deux ordres de symptômes.

On peut avoir une lésion viscérale et être un épileptique essentiel. L'épileptique essentiel, du reste, présente un tableau symptomatique particulier. Le diagnostic d'épilepsie réflexe est donc un point capital à établir, car s'il s'agit d'épilepsie réflexe le malade aura tout bénéfice à retirer du traitement chirurgical; s'il s'agit, au contraire, d'épilepsie essentielle avec appendicite consécutive, l'appendicectomie ne donnera aucun résultat.

Le diagnostic est d'autant plus délicat que les crises aussi bien dans l'épilepsie essentielle que dans l'épilepsie symptomatique sont supperposables : cri initial, perte de connaissance, pâleur de la face, convulsions, etc., le tableau est le même. Comment les différencier ? La connaissance des commémoratifs sera d'un secours précieux ; la concomittance des crises d'épilepsie et de la douleur dans l'hypocondre droit sera en faveur de l'épilepsie réflexe ; la persistance des crises en dehors de toute douleur abdominale, de tout écart de régime, les stigmates de dégérescence seront en faveur de l'épilepsie essentielle.

Le diagnostic étant nettement posé, la question devient intéressante pour le praticien : il y a lieu de faire de la thérapeutique symptomatique.

Chez notre malade les symptômes d'épilepsie étaient nets, de plus la coexistence des crises et des douleurs abdominales prouvaient les relations existant entre la lésion appendiculaire et les phénomènes nerveux.

Le traitement chirurgical s'imposait donc : c'est celui que pratiqua M. Dieulafé, traitement qui amena une sédation complète des crises d'épilepsie.

Mais au sujet de l'action du traitement chirurgical, il est des objections que l'on peut nous faire, et qu'il faut prévoir.

Est-ce réellement l'appendicectomie qui a guéri notre malade de son épilepsie ou bien c'est il simplement le fait d'avoir pratiqué une intervention, d'avoir, pour ainsi dire, provoqué un léger schock opératoire, d'où une réaction nerveuse pouvant amener la guéri- son.

C'est une objection qui nous a été faite.

Sans doute *Chipault* a soutenu cette théorie que, chez un épileptique, tout traumatisme est générale- ment suivi d'une diminution passagère du nombre et de l'intensité des crises (par exemple trépanation, li- gature d'artères). Nous ne pensons pas qu'il en soit ainsi et que le traumatisme opératoire ait pu suffire à guérir notre malade ; la durée de l'amélioration (plus de deux ans), est trop considérable pour l'attribuer à un simple ébranlement nerveux dû à une intervention. D'ailleurs les statistiques fournies par Dumas (thèse de Paris 1888-89), Rellay (1808) et Chipault, lui-même, re- connaissent le peu d'influence des opérations (liga- ture ou trépanation sur l'épilepsie, Paon (thèse de Pa- ris 1900).

Nous pensons donc qu'aucune opération n'aurait amené la guérison aussi prolongée ; il a fallu une opé- ration qui supprime la cause de l'épilepsie réflexe : l'appendicectomie.

De plus, ce qui prouve bien que ce n'est pas une amélioration temporaire, c'est que deux ans après, ce malade a subi une nouvelle intervention et qu'il n'a pas manifesté le moindre phénomène nerveux.

Ce cas particulier d'épilepsie réflexe, liée à une ap- pendicite, signalé par M. Dieulafé, entre donc bien dans le cadre des épilepsies réflexes curables que nous

avons signalées dans notre deuxième chapitre. Ces
cas, pour si rares qu'ils soient, méritent d'être signalés car ils agrandissent ainsi, chaque jour, le cadre
des épilepsies symptomatiques.

Le résultat obtenu dans ce cas particulier par le
traitement chirurgical n'autorise pas à étendre les in-
dications d'une thérapeutique opératoire.

En effet, s'il s'agit de crises nerveuses dont l'apparition et l'évolution ne sont pas nettement liées à l'apparition et à l'évolution d'une appendicite ou de tout
autre lésion viscérale, une opération sera sans influence sur l'état nerveux.

La preuve en est donnée d'une façon très manifeste
par une observation que nous avons pu recueillir dans
le service de M. le professeur Jeannel.

Il s'agit d'une femme, âgée de 36 ans, née de pa-
rents bien portants : la mère était légèrement nerveuse, facilement irritable.

A l'âge de 17 ans, elle fut victime d'un accident d'asphyxie causé par l'oxyde de carbone et quelques jours
après eut une première crise d'épilepsie. Depuis cette
époque la malade est restée épileptique, à des interval-
les variés a eu de nouvelles crises : la plupart des crises ont coïncidé avec des époques menstruelles.

En 1901, cette malade fut opérée par M. le professeur Jeannel et subit l'appendicectomie et l'ovariotomie du côté droit. Cette intervention resta sans effet
sur les crises nerveuses. Tout récemment, en mars
1909, pour de nouveaux symptômes abdominaux génitaux, la malade a subi une hystérectomie sub-totale.

Lors de cette dernière intervention, cette femme fit une crise d'épilepsie.

Depuis le 20 mars, date de sa sortie de l'hôpital, la malade a eu deux autres crises.

Ces deux dernières crises, au dire de la malade, ont été plus légères.

Dans cette observation il s'agit d'une épilepsie ayant apparu à la suite d'une intoxication par l'oxyde de carbone, ayant évolué antérieurement et indépendamment des affections appendiculaires et utérines n'ayant par suite, retiré du traitement chirurgical aucun bénéfice au point de vue de l'état nerveux.

Il n'est pas impossible, néanmoins, que la malade, étant en état de ménopause artificielle, voit, de ce fait, une sédation de ses crises épileptiques.

Pronostic

Quel est l'avenir de notre malade ?

Sa guérison s'est maintenue depuis deux ans. Néanmoins nous n'affirmerons pas que cette guérison soit définitive. En effet, ce malade a eu de l'épilepsie réflexe au cours de la symptomatologie d'une appendicite et les crises nerveuses ont été nettement liées aux incidents appendiculaires. L'épilepsie a disparu après guérison de l'appendicite, mais il ne faut pas perdre de vue que l'appendicite n'est qu'une localisation de lésions intestinales, il se pourrait donc que la malade ait de nouvelles poussées d'entérite, surtout menant une vie active et négligeant quelque peu son régime

alimentaire. Et alors, peut être qu'avec ces nouvelles
poussées, il pourrait voir apparaître de nouvelles crises d'épilepsie. Notre expérience clinique est trop insuffisante à ce sujet pour qu'il nous soit permis d'oser
formuler un pronostic très ferme.

CONCLUSIONS

1° L'observation clinique qui fait l'objet initial de ce travail démontre que des crises d'épilepsie réflexe peuvent évoluer au cours d'une appendicite.

Le traitement chirurgical qui a fait disparaître les lésions causales, a amené la disparition des crises nerveuses ;

2° L'épilepsie réflexe, d'origine appendiculaire, se rapproche, au point de vue de ses symptômes et de son évolution, des nombreuses épilepsies réflexes liées à d'autres lésions viscérales ;

3° Les raisons pathogéniques de l'épilepsie réflexe d'origine appendiculaire sont liées à deux ordres de phénomènes : 1° irritation locale ; 2° infection généralisée. La mise en jeu de ces deux facteurs amène les crises nerveuses par un double processus : irritation d'un territoire nerveux périphérique ; toxi-infection du système nerveux central.

La réalité de ce mécanisme pathogénique est démontré :

1° Par les expériences physiologiques de Brown

Séquard (irritation a un nerf périphérique provoquant des crises d'épilepsie) ;

2° Par les observations cliniques et biologiques qui ont permis d'édifier la théorie infectieuse de l'épilepsie.

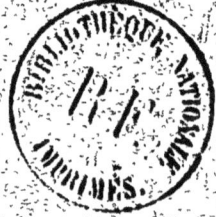

BIBLIOGRAPHIE

Belous. — *Étude sur les phénomènes morbides liés à l'action exercée par les maladies infectieuses sur les centres nerveux* (Thèse de Lyon, 1888).

Bessière. — *Étiologie de l'épilepsie* (Thèse Bordeaux, 1895).

Bourneville. — *Recherches cliniques et thérapeutes sur l'idiotie et l'épilepsie.*

Broca (A.). — *Leçons cliniques de thérapeutique chirurgicale infantile* (2° série). Société de Chirurgie, 1906.

Borest. — *Troubles nerveux chez les amygdaliens* (Thèse Paris, 1900-01).

Bousquet. — *Les épilepsies réflexes d'origine dentaire et gastro-intestinale chez l'enfant* (Thèse Montpellier, 1904-05).

Burlureaux. — *Dictionnaire encyclopédique*, article Epilepsie.

Cestan-Verger. — *Traité de pathologie interne, maladies du système nerveux.*

Cabuche. — *Accidents réflexes d'origine nasale* (Thèse Paris, 1900-01).

CHARCOT. — *Leçons du mardi (Archives de neurologie,* mai-juin 1882).

CHARRIN. — *Épilepsie expérimentale (Archives de physiologie,* janvier 1907).

CHASLIN. — *Comptes rendus de la Société de Biologie* (2 mars 1889).

CHIARUTHINI. — *Reforma medica* (1893).

DE FLEURY. — *Recherches cliniques sur l'épilepsie et son traitement* (1900).

DÉJERINE. — *L'hérédité dans les maladies du système nerveux* (Thèse agrégation, 1886).

DAVAINE. — *Traité des entozoaires et des maladies vermineuses* (Paris, 1859.)

DIEULAFÉ. — Société de Chirurgie de Paris (26 janvier 1900).

FÉRÉ. — *Épilepsie (Semaine médicale,* 1899). Note sur l'Influence des maladies infectieuses sur la marche de l'épilepsie.
— *L'épilepsie et les épileptiques.*

FRADIN. — *Infection et épilepsie* (Thèse Paris, 1900-01).

GRANCHER. — *Traité des maladies de l'enfance* (2ᵉ édition).

GASQUET. — *Note on a laryngeal vertige (The Practitionner,* 1878).

GINSBURG. — *Épilepsie chez l'enfant et évolution dentaire* (Thèse Montpellier, 1899-1900).

KUNTZLER. — *Épilepsie d'origine gastro intestinale.*

HALLAGER. — *De la nature de l'épilepsie* (Paris, 1897 ; thèse Nancy, 1899-1900).

LANDMANN (S.). — *Ein fall von Epilepsie* (*Munch med. Wochenschrift*, 1890).

LEGRAND DU SAULLE. — *Leçons sur les épileptiques* (*Gazette des Hôpitaux*, 1868).

LEMOINE. — Note sur la *Pathogénie de l'épilepsie* (*Progrès médical*, 1888).

LABAT DE LAMBERT. — *Contribution à l'étude de la pathogénie et du traitement de l'épilepsie* (Thèse de Paris, 1895-96).

LENOIR. — *Des crises épileptiques au cours de la fièvre typhoïde* (Thèse Paris, 1900-01).

MAIRE. — *Convulsions épileptiformes dans la fièvre typhoïde* (Thèse Montpellier, 1902-03).

MARIE (P.). — *Infection et épilepsie* (*Semaine médicale*, 1892).
— Note sur l'*Etiologie de l'épilepsie* (*Progrès médical*, 1887).
— *Hémiplégie cérébrale infantile* (*Progrès médical*, 1885).

MARCHAND. — *Comptes rendus de la Société de Biologie* (1907).

MASSEI. — *Contribution à l'étude des névroses laryngiennes* (*Annales des maladies du larynx*, 1878).

MOREAU (J.). — *De l'étiologie de l'épilepsie* (*Mém. Ac. de Médecine*, 1854).

MAUREL. — *L'épilepsie d'origine gastrique* (Thèse Paris, 1904-05).

MANGEMATIN. — *Les idées actuelles sur le traitement de l'épilepsie* (Thèse Paris, 1904-05).

MASSOLONGO (R.). — *Epilepsie gastrique* (*Lo Speri-mentale*, 1889).

MONTEL. — *De l'épilepsie infantile* (Thèse Lyon, 1887).

NEUMANN. — Société de Médecine de Berlin (janvier 1892).

PARMENTIER. — *De quelques manifestations de l'épilep-sie sur le tube digestif* (Thèse Lyon, 1902-03).

ROBIN (G.). — *Les maladies de l'estomac* (2ᵉ édition, 1904).

RICHELOT. — *Vaginisme disparaissant après une ap-pendicectomie* (Société de Chirurgie, Paris, 20 oc-tobre 1908).

SÉGLAS. — *De l'influence des maladies intercurrentes sur l'épilepsie* (Thèse Paris, 1881).

SALZES. — *Nez et épilepsie* (Thèse Lyon, 1902-1903).

SCHRAMM. — *Uber Castration bei Epilepsie* (Berl. Klin Woch., 1887).

TROUSSEAU. — *Cliniques médicales* (1852).

TERRILLON. — *Note sur un cas d'épilepsie utérine* (Ann. de Gynécol., juin 1881).

VEYSSET. — *Maladies infectieuses et épilepsie* (Thèse Paris, 1889).

VILLEMIN. — *Appendicite et épilepsie réflexe* (Rapport à la Société de Chirurgie de Paris, janvier 1909).

VIRES. — *Pathologie et thérapeutique générale des épi-lepsies* (Montpellier médical, 1905).

VIVIER. — *Contribution à l'étude clinique de l'épilepsie chez les enfants* (Thèse Paris, 1892).

Voisin (A.). — *Dictionnaire de Jaccoud*, article *Epilepsie*.

Voisin (J.). — *Epilepsie* (1897).

Voisin et Petit. — *De l'intoxication dans l'épilepsie* (*Archives de Neurologie*, 1895).

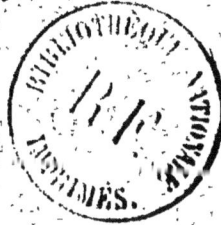

Toulouse. — Dirion, libraire, rue de Metz, 22.

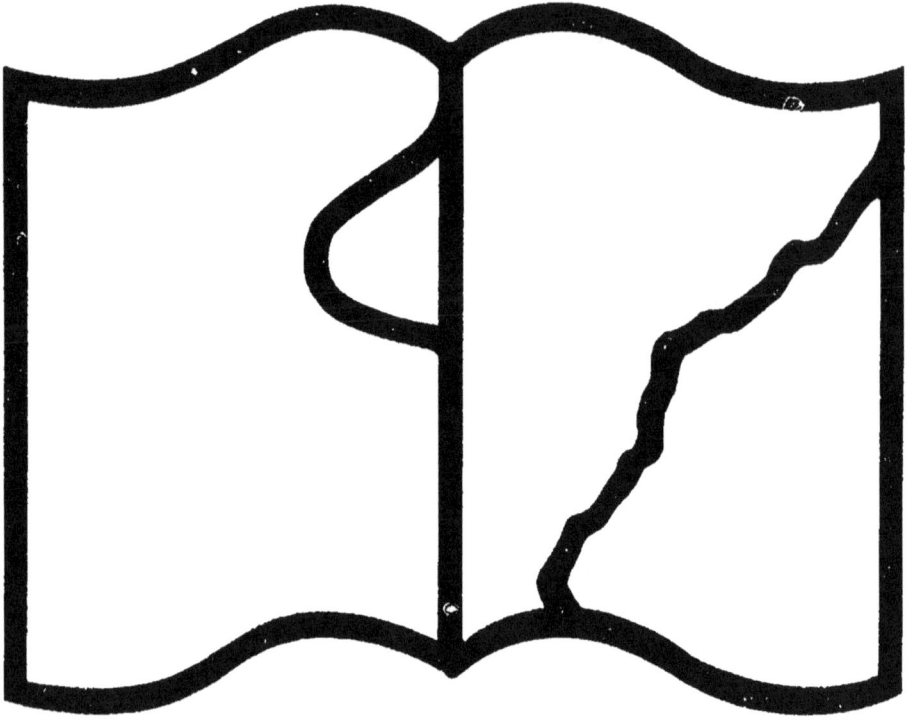

Texte détérioré — reliure défectueuse

NF Z 43-120-11

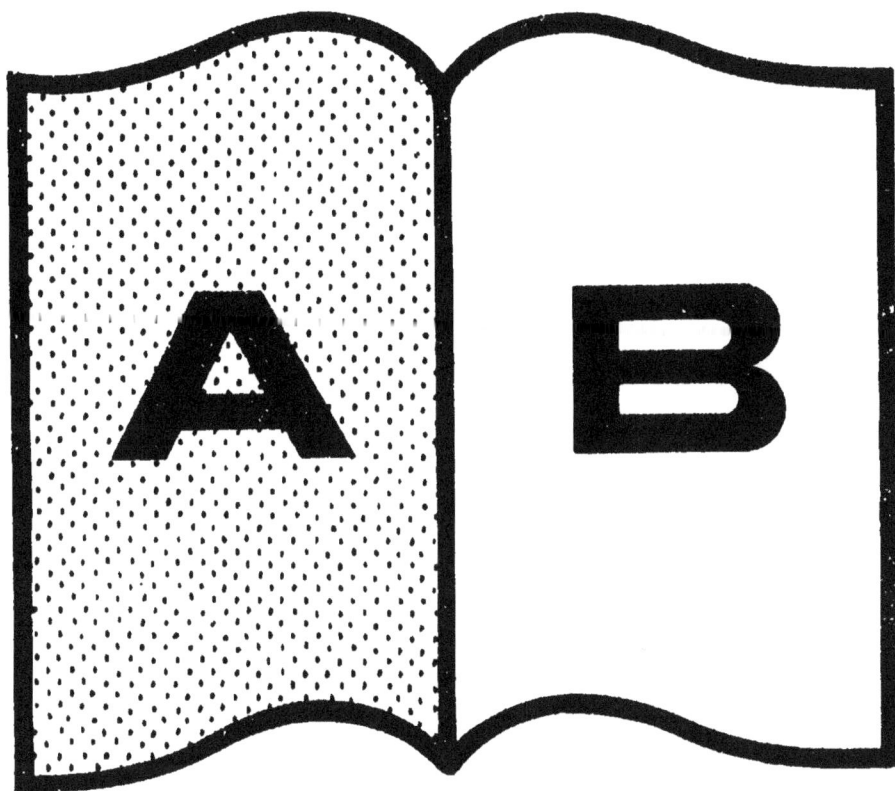

Contraste insuffisant

NF Z 43-120-14

www.ingramcontent.com/pod-product-compliance
Lightning Source LLC
Chambersburg PA
CBHW071236200326
41521CB00009B/1497